PROMENADE MÉDICALE

AUX

EAUX MINÉRALES D'ÉVIAN

(HAUTE-SAVOIE)

PAR LE DOCTEUR MANGET

MÉDECIN DU BUREAU DE BIENFAISANCE DU 10ᵉ ARRONDISSEMENT DE LA VILLE
DE PARIS, DE LA SOCIÉTÉ DE SECOURS MUTUELS DE LA PORTE SAINT-MARTIN,
DÉLÉGUÉ CANTONAL POUR L'INSTRUCTION PRIMAIRE, MEMBRE HONORAIRE DE
LA SOCIÉTÉ IMPÉRIALE DES SAUVETEURS DE FRANCE, ETC.

Honoré des Médailles du Choléra de 1849 et 1854

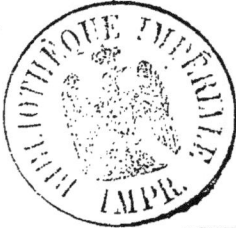

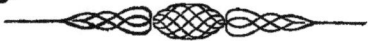

PARIS

IMPRIMERIE A. WITTERSHEIM

RUE MONTMORENCY, 8.

1862

A LA MÉMOIRE D'UN DE MES ANCÊTRES

J.-J. MANGET

MÉDECIN DU PREMIER ROI DE PRUSSE, AUTEUR DE NOMBREUX OUVRAGES
D'ANATOMIE ET DE MÉDECINE.

NÉ EN 1651 | MORT EN 1742.

L. MANGET, D. M. P.

AVANT-PROPOS

A MES CONFRÈRES.

Ceci n'est point un livre, ni un manuel, encore moins une réclame en faveur d'un établissement thermal. Ce sont les observations qu'a pu recueillir, dans une excursion d'une quinzaine de jours, un médecin de Paris qu'une laborieuse pratique d'une vingtaine d'années a rendu quelque peu valétudinaire.

Il va sans dire que je souhaite à tous mes confrères de Paris, dont la plupart sont sans doute aussi gastralgiques que moi, de pouvoir se donner de temps à autre le loisir d'un voyage un peu lointain pour rétablir leur santé; mais tant de liens inextricables pour les uns, difficiles à rompre pour les autres, retiennent les infortunés praticiens d'une grande ville, que lorsqu'ils se décident à une absence de quelques semaines, pour respirer enfin le grand air, ils ne profitent que peu de cette voie de salut qui leur reste pour pouvoir dépasser le cap de la cinquantaine :

« *Post equitem sedet atra cura*. »

Donc, ayant renoncé volontairement pendant quinze à vingt jours à soigner mes pauvres comme mes riches (je mets les pauvres en tête, parce que, le bureau de bienfaisance aidant, le nombre en est toujours considérable, et que les riches ont toujours le moyen de me remplacer), j'ai pris ma volée vers les bords du lac de Genève, où mes affaires m'avaient appelé il y a quelques mois, et où j'avais exploré en touriste une localité dont les eaux minérales semblaient devoir me faire quelque bien.

C'est cette localité, ce sont ces eaux minérales dont je me suis bien trouvé, que je vais, mes chers confrères, vous décrire en quelques pages, afin que vous puissiez en faire profiter vos clients, ou vous-mêmes, si vos loisirs vous le permettent, ce que je souhaite bien sincèrement.

J'ai divisé mon travail en cinq chapitres.

CHAPITRE PREMIER

LE VOYAGE

C'est en général du 15 juin au 15 août que l'on se rend aux eaux d'Évian. Le moment de l'affluence des voyageurs est la dernière moitié de juillet. Pour mon goût particulier, je préfère, comme touriste et comme amateur de beaux aspects, la fin de juin, c'est-à-dire les semaines qui s'écoulent du 20 juin au 12 juillet, ce qui fait ce qu'on appelle une saison thermale de 21 jours. En effet, on profite alors des plus grands jours de l'année pour faire de charmantes excursions, soit dans les montagnes de la Savoie, soit sur le lac de Genève, sans craindre les brumes du soir ou les orages du mois d'août. Le soleil agissant le plus longtemps possible sur le corps humain est, suivant moi, un puissant auxiliaire de l'action des eaux thermales.

Il est de notoriété publique, mais je ne saurais trop le répéter, que pour se rendre à Évian, et y prendre les eaux, la formalité d'un passe-port est à peine nécessaire, et qu'au pis aller, un passe-port à l'intérieur est suffisant, puisque cette ville est aujourd'hui un chef-lieu de canton de l'arrondissement de Thonon, département de la Haute-Savoie.

Cet obstacle matériel, qui pourrait en être un pour des femmes timorées ou pour des personnes d'un certain âge répugnant à passer de longues heures dans les bureaux de la préfecture, peut se lever, dans tous les cas, au moyen d'une simple passe délivrée sans frais par le commissaire de police le plus voisin du domicile qu'habite le voyageur.

Cela bien posé, et l'ennuyeuse cérémonie de la confection des malles étant accomplie, on prend dans la soirée, entre huit et neuf heures, plus ou moins, suivant les années, le train *express*, qui conduit à Genève en moins de quinze heures; et j'ose dire que ce que l'on a de mieux à faire, c'est de s'endormir du sommeil du juste pendant les deux tiers de ce laps de temps. En effet, à moins d'un clair de lune plutôt pénible aux valétudinaires, en ce sens qu'il les pousse à une curiosité dont leurs yeux et leurs oreilles peuvent se trouver mal, il n'y a rien que l'on puisse remarquer en route, si ce n'est le passage du tunnel de Blaizy, 9 kilomètres de longueur. Là, à trois heures du matin, le plus intrépide dormeur est forcé d'interrompre ses rêves, au bruit incessant du sifflet du mécanicien et au fracas étourdissant d'une marche à grande vitesse sous des voûtes sonores qui ne ressemblent pas mal à l'entrée des enfers.

Que si, ô Parisien ! vous demeurez pour votre malheur dans un quartier populeux de la capitale, vous aurez pu quelquefois vous façonner l'oreille, la nuit, à des bruits analogues, occasionnés par un autre genre de véhicules.

Vous voici à Mâcon, ville assez agréable, dit-on, mais que vous ne voyez point, quoique vous y fassiez une halte de trente minutes sous les voûtes magnifiques de son embarcadère. Mais comme il est cinq heures du matin, vous êtes tout engourdi par votre nuit passée assis bien moins commodément que dans un fauteuil, et vous allez vous réveiller et vous réchauffer avec une tasse de café que le buffet vous accorde sans trop de frais. Donc, il ne vous reste que quelques minutes pour examiner la ville, qui se trouve à un kilomètre de la station, et vous vous hâtez de rejoindre votre wagon, dans la crainte de manquer le train. Fort heureusement pour vous, c'est la même voiture dans laquelle vous remontez jusqu'à Genève ; il n'y a pas de confusion ni d'embarras possible ; les dames et les personnes âgées en sauront gré à l'administration de la ligne du chemin de fer.

Le sifflet a retenti, vous voilà lancé ; vous vous trouvez à 441 kilomètres (110 lieues de poste) de la capitale, et vous commencez à respirer l'air froid et humide des marécages de la Bresse. Ne regardez pas trop le paysage que vous traversez, car il est fort laid, et les émanations qui s'élèvent du sol, à droite et à gauche de votre route, ne peuvent que nuire à votre santé délicate.

Au bout d'une heure et demie, vous passez à la station de Bourg, ville dont au moyen d'une longue vue vous parvenez à découvrir la pittoresque cathédrale. Des gendarmes et des employés du chemin de fer sont à peu près les seuls êtres vivants qui s'offrent à vos regards, au milieu de cette immense plaine, pour vous donner une idée des naturels du pays.

Ambérieux, petite ville à quelques lieues plus loin, présente un assez riant aspect; c'est là que se détache l'embranchement du chemin de fer qui mène à Lyon, et vous ferez bien de rester dans votre wagon, crainte de méprise.

Culoz, à l'entrée du Bugey, sert de tête de ligne au chemin Victor-Emmanuel, naguère sarde, aujourd'hui français, qui va aboutir au mont Cenis, pour de là gagner l'Italie. Même recommandation aux voyageurs : rester en voiture, à moins de raisons particulières.

Mais déjà le point de vue change, les aspects sont plus variés : une douce chaleur commence à régner dans cette étroite vallée de Bugey, encaissée par d'abruptes rochers au pied desquels coule avec lenteur la petite rivière que vous avez déjà passée à Pont-d'Ain. Vous pouvez, sans inconvénient et sans crainte de refroidissement, vous pencher à la portière pour contempler ces rocs sourcilleux, dont quelques-uns, par leurs dentelures, ressemblent aux tours ruinées d'un antique manoir, d'autant plus que le train ne faisant là que 25 kilomètres à l'heure, vous avez toute facilité pour examiner le paysage sans que vos yeux éprouvent la moindre fatigue. Avez-vous voyagé autrefois en malle-poste? C'est la même impression que vous éprouvez sur cette route, à la poussière près, qui manque. Il est vrai que la fumée du coke est presque aussi irritante pour les organisations faibles.

Jetez un regard sur la ci-devant *Perle du Rhône*, à droite de la route, avant la station de Bellegarde. Je dis ci-devant, car le Rhône, depuis quelques années, ne se perd plus sous une voûte de rochers d'un demi-kilomètre de longueur ; on a fait sauter ce pont naturel, et aujourd'hui le Rhône est partout visible ; mais il présente encore à certains endroits des étranglements qui le réduisent à 4 mètres de largeur ; il est vrai que sa profondeur est fabuleuse : elle atteint 270 mètres, ou 800 pieds en quelques endroits. De la voie ferrée, ce fleuve, si renommé, se présente sous la forme d'un mince ruban, sinueux et de couleur grisâtre.

Voici Bellegarde, où il est bon de mettre pied à terre, pour se dégourdir les jambes ; on a environ dix minutes, pendant lesquelles un gendarme zélé peut vous demander si vous avez des papiers; cependant ce n'est pas la règle, et cela n'a lieu que dans certains cas particuliers, parce que vous approchez de la frontière, et que le plus galant homme peut par malheur ressembler à un repris de justice.

Au sortir de ce village, à 2 kilomètres environ, vous pénétrez, mais alors à toute vitesse, dans un des plus longs et des plus beaux tunnels de la France, qui traverse la montagne calcaire du Credo; ce tunnel, sous les voûtes duquel il fait, par parenthèse, un froid glacial, est parcouru en huit minutes la montre à la main, ce qui lui donne une longueur approximative de 8 à 9 kilomètres. C'est long, mais moins effrayant que le tunnel de Blaisy, d'autant plus que l'on est certain de ne pas y faire de mauvaises rencontres, vu que le chemin de Mâcon à Gènève n'a encore qu'une seule voie ferrée et ne charrie que peu de convois de marchandises.

De là, une route à pic au-dessus du Rhône, et taillée dans le roc, vous fait passer au-dessous du fort de l'Écluse, dernière sentinelle de la France du côté de la Suisse, et en une demi-heure vous franchissez la frontière helvétique, en abordant la plaine de Genève.

On ne débouche sur cette ville et on ne découvre ses clochers et son beau lac que quelques in-

stants avant d'entrer en gare. Mais l'impression de
cette cité sur l'étranger n'en est que plus saisis-
sante, et l'on se trouve déjà dédommagé des fatigues du voyage en se voyant en face de la Rome
protestante et du géant des Alpes, dont les trois
cimes, par un beau temps, dominent tout le pano-
rama et fixent involontairement les regards.

Je laisse à d'autres que moi, plus habiles et plus
compétents, le soin de décrire Genève et toutes
ses beautés de détail et d'ensemble. On pourrait
croire d'ailleurs que l'affection que je porte à une
ville où se sont écoulées dix-huit années de ma vie
serait pour beaucoup dans mes éloges, entachés
alors d'une partialité bien naturelle. Il existe à
l'usage des touristes d'excellentes notices et des
itinéraires très-exacts traitant de la topographie
de Genève, la première ville de la Suisse par son
industrie et sa population.

On les trouve chez les libraires, et à la gare des
chemins de fer.

C'est à Évian que vous devez, cher invalide,
vous rendre pour rétablir votre santé; conséquem-
ment il ne s'agit que de consacrer une journée ou
tout au plus deux au repos dans la cité genevoise.

A l'embarcadère du chemin de fer se trouvent,
indépendamment d'un nombre suffisant de portefaix, un certain nombre d'omnibus qui vous trans-
portent pour un prix modéré à l'hôtel que vous
leur désignez en arrivant.

Êtes-vous millionnaire, grand personnage, avez-vous une famille habituée au luxe des beaux quartiers de Paris, faites-vous conduire soit à la splendide Métropole, soit à l'hôtel de la Couronne, soit à l'Écu de Genève, où de somptueux et confortables appartements vous attendent, avec des valets de chambre en habit noir. Là vous trouvez deux tables d'hôte par jour, à des heures différentes, suivant vos goûts et vos habitudes. Là le luxe intérieur, le confort le plus parfait, règnent, et la politesse est exquise ;

> . . . . mais tout cela
> Sur la carte se retrouvera.
>
> (Opéra français.)

Êtes-vous amateur de belle vue, choisissez de préférence l'hôtel des Bergues, d'où l'aspect du lac et du mont Blanc est admirable.

Après ces maisons quasi princières se rangent un certain nombre d'hôtels fort convenables, à des prix plus modiques, parmi lesquels je citerai particulièrement l'hôtel du Rhône, l'hôtel Victoria, l'hôtel du Lac, ce dernier spécialement fréquenté par les voyageurs du commerce.

Mais revenons un peu à votre régime hygiénique, à vous voyageur qui venez de passer quinze heures en chemin de fer, et qui descendez dans une ville dont le climat est absolument différent de celui de Paris.

Une fois installé à l'hôtel, vous ferez très-bien de prendre un léger repas ; puis, dès que la digestion en sera faite, vous irez prendre un bain tiède pour vous délasser : l'eau du Rhône est admirable par sa pureté, et les bains de Genève sont parfaitement tenus. Une promenade en voiture vous fera passer deux heures agréables, pendant lesquelles vous parcourrez les principaux quartiers de la ville. On dîne à cinq heures et demie dans les bons hôtels; à sept ou huit heures, vous irez faire votre digestion sur les bancs ombragés de la Treille, ou plutôt sur ceux du délicieux jardin anglais qui s'avance sur le lac, sous les fenêtres du magnifique palais de la Métropole. Là, par exemple, en toute saison, un pardessus est nécessaire, car l'air du soir, même en juillet, est toujours très-frais dans cette localité : ainsi, le thermomètre, qui marquait 26° à deux heures de l'après-midi, en marque 15 seulement au coucher du soleil. Aussi les rhumatismes sont-ils fréquents en cette ville.

On trouvera peut-être que j'entre dans des détails trop minutieux ; mais, *honni soit qui mal y pense ;* je parle à des malades, et j'écris pour des valétudinaires, qui ont besoin de directions de toute espèce.

La journée du lendemain peut être consacrée en partie au repos, en partie à quelques excursions aux environs de la cité genevoise. Parmi les plus agréables, je citerai celle qu'on peut faire au vil-

lage de Chambézy, première station du chemin de
fer. ouest-suisse, où l'on se rend en moins de
vingt minutes : de là, on jouit de la plus admirable vue du mont Blanc et des hautes Alpes de la
Savoie, qui seront totalement soustraites à vos
regards lorsque vous serez domicilié à Évian. Si le
temps est couvert et que la cime du mont Blanc
ne soit pas visible, vous dirigerez votre promenade
d'un autre côté de la ville. Ainsi, en supposant
que vos jambes soient encore bonnes, malgré votre
état de valétudinaire, vous louerez à Genève une
petite voiture, qui en une heure vous conduira au
pied du mont Salève; vous en escaladerez sans trop
de fatigue les pentes, plus effrayantes de loin que
de près, et vous irez faire une collation légère au
village de Monetier, d'où la vue est belle, pour
regagner ensuite Genève avec votre voiture, qui
vous ramènera à la ville pour l'heure du dîner.

Êtes-vous légèrement fatigué, reprenez un bain
à la fin de la soirée : car il faut vous habituer à
ce moyen thérapeutique, qui, bientôt, à Évian,
constituera une notable partie de votre traitement.
Or, à Paris, bien des personnes se contentent de
prendre un bain tous les quinze jours, et ce n'est
pas assez pour délasser des fatigues de tout genre
de la vie parisienne.

Que si, par malheur, une recrudescence dans
votre mal vous forçait à recourir d'urgence à un
médecin, vous trouveriez à Genève un personnel

médico-chirurgical fort honorable et fort ins-
truit, et dont la réputation est européenne. Des
souverains régnants, des princes du sang de plusieurs nations de l'Europe, ont reçu à Genève, à
diverses époques, des soins dont ils ont su se montrer reconnaissants.

Une bonne nuit passée vous a délassé suffisam-
ment; une dernière matinée consacrée à visiter
les quelques curiosités oubliées de la ville, ou à
faire quelques emplettes, constitue un temps d'arrêt suffisant.

Je vous ai peut-être un peu trop longtemps re-
tenu dans la cité de Calvin, mais vous n'aurez pas
de reproches à m'adresser, si vous avez été favorisé par un beau temps. La vue du lac et des
Alpes, unique en Europe, vaut bien, suivant moi,
une halte de quarante-huit heures.

Le moment est venu de repartir pour le but de
votre voyage. Il est deux heures après midi; voici
plus de deux jours que vous avez quitté la capitale,
le macadam, les boulevards, vos affaires, vos amis,
votre famille peut-être? Vous devez être impa-
tient d'atteindre le rivage bienheureux qui doit
vous rendre la santé.

Aujourd'hui, ce n'est plus l'âpre sifflet de la
locomotive qui vous donne le signal : c'est la
cloche du bateau à vapeur *l'Italie* qui vous convo-
que à une partie de plaisir. Ce n'est plus sous les
voûtes sombres d'un vaste hangar que vous pre-

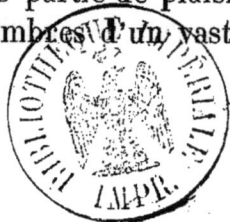

nez votre billet : c'est au bout de la promenade du
jardin anglais que vous entrez dans votre bateau
au moyen d'un pont léger qui ne tremble jamais,
et vos effets sont transportés à leur place, sous
vos yeux, à l'aide d'un simple portefaix. Le prix du
billet ne s'acquittant que vers le milieu de la traversée, vous n'êtes nullement obligé de mettre la
main à la poche en entrant, et vous avez encore
quelques minutes pour admirer le magnifique
port et l'île de J.-J. Rousseau, qui marque le commencement du Rhône.

Le signal est donné, l'ancre est levée, et vous
fendez l'onde pure à raison de 15 kilomètres,
près de 4 lieues, à l'heure, répétant involontairement les vers de Voltaire :

> Mon lac est le premier : c'est sur ses bords heureux
> Que règne des humains la déesse éternelle,
>
> . . . .
>
> La liberté !

A 2 ou 5 kilomètres de Genève, vous commencez à perdre de vue la cime du mont Blanc,
souvent voilée par les nuages, surtout dans la
matinée ; des montagnes inférieures, quoique encore fort élevées, forment bientôt un épais ri-
deau qui vous masque le colosse des Alpes ; vous
pouvez porter toute votre attention sur le pano-
rama qui se déroule devant vous, à mesure que le
lac s'étend en largeur.

La première station que vous annonce la cloche

du steamer est Bellerive ou la Belotte, petit village où les amateurs de matelotes et de fritures
trouvent, le dimanche, à satisfaire leurs goûts exactement comme à Saint-Cloud ou à Charenton.
L'auberge de la Croix-Blanche est aux Genevois
ce que la Tête-Noire de Saint-Cloud est aux Pari-
siens.

Hermance, dont la tour du xv⁰ siècle se découvre
d'assez loin, est le second point d'arrêt : rien à remarquer. Il faut se retourner du côté de la Suisse,
et l'on distingue exactement en face de soi la petite ville de Coppet, où l'illustre madame de Staël,
qui y a sa sépulture, a laissé de si brillants souve-
nirs. Plus loin, sur la même côte, la petite ville de
Nyon, située à une lieue de vous, montre les quatre antiques tourelles de son château. Plus loin
encore on aperçoit la pointe de Promenthoux, où
s'élève actuellement la charmante villa Prangins,
habitation de plaisance de Son Altesse Impériale le
Prince Napoléon.

Le port de Nernier, que vous touchez en troisième lieu, est exactement en face de Nyon, et là
commence ce qu'on appelle le grand lac. A partir
de la pointe d'Yvoire, qui fait suite à Nernier, le
lac Léman se courbe brusquement, et il devient
impossible de découvrir Genève, dont on n'est
pourtant éloigné que de 4 lieues et demie.

Le golfe de Thonon, dans lequel vous entrez,
parcourant la corde d'un arc assez étendu, presque

un demi-cercle, ne ressemble pas mal à un petit bras de mer ; il y a plusieurs points de ce golfe où la profondeur des eaux atteint près de 100 mètres.

Mais dans ce moment ne vous amusez pas à examiner les herbes marines, ou les cailloux que la limpidité du lac vous permet de voir à une grande profondeur, car un monsieur très-poli, qu'on appelle le capitaine, vient vous prier de passer à son bureau pour acquitter le prix de votre traversée. Il fait bien de vous avertir, car sans cela vous seriez capable d'oublier totalement cette formalité nécessaire. En effet, vous êtes absorbé par la contemplation du lac et des belles collines ombragées de forêts qui règnent tout le long de la rive française, naguère savoyarde. Ce qui domine le paysage, c'est le coteau couvert de bois touffus, surmonté par les tours ruinées du château des Allinges, dont les silhouettes gigantesques projettent leurs ombres depuis des siècles sur la vallée de Thonon.

En abordant dans cette dernière ville, la capitale de l'ancien Chablais, aujourd'hui sous-préfecture, on s'attend à trouver un port d'une certaine étendue, car depuis l'annexion de la Savoie à la France des fonds considérables ont été votés pour creuser ce port et donner à Thonon une certaine importance commerciale.

Il n'en est rien jusqu'ici, et, le lac ayant dérangé, à ce qu'il paraît, les combinaisons projetées, on ne voit encore qu'une masse de pierres accumulées dans le lac, et quelques balises qui indiquent aux bateliers le chemin qu'ils doivent suivre pour éviter les écueils.

A Versoix, nous avons des rues,
Mais nous n'avons point de maisons.

disait Voltaire en parlant de la ville que le ministre Choiseul avait fait tracer pour anéantir le commerce de Genève. Espérons qu'un sort meilleur attend le port de Thonon, car le gouvernement impérial ne recule devant aucun sacrifice pour réaliser ce qu'il croit utile au pays.

Il y aurait encore bien des choses à vous narrer sur cette ville et ses environs; mais la montre que vous tirez depuis quelque temps de votre gousset avec un geste auquel il est difficile de se méprendre, indique que nous approchons du but, et, la main sur vos effets, déposés à vos côtés, vous vous demandez si ce n'est pas bientôt l'heure du débarquement.

Un peu de patience; presque en sortant de la rade de Thonon, vous touchez les murs de la Chartreuse de Ripaille, bâtie sur une langue de terre qui s'avance dans le lac. En face de vous, sur l'autre rive, se font apercevoir, à 2 lieues trois quarts de distance, 11 kilomètres, les villes vaudoises de Rolle et de Morges, dont les clochers brillent par un beau soleil.

Enfin, vous découvrez le rivage de la terre promise; la tour de l'église d'Évian, sa jetée, son petit port, apparaissent à 2 kilomètres au-devant de vous. Encore cinq minutes, la cloche sonne; on vous invite à reconnaître votre bagage; vous quittez avec regret votre chère *Italie*, qui s'incline à votre départ comme pour vous saluer; et à l'aide d'un petit bateau conduit à l'aviron, vous touchez de nouveau le territoire de la France, que vous aviez quitté depuis plus de deux jours.

CHAPITRE II.

INSTALLATION

Me voici entré dans la partie la plus délicate de mon travail, car il s'agit maintenant de donner quelques instructions tout à fait extra-médicales aux voyageurs plus ou moins malades ; et tout en désirant contenter tout le monde, à Paris comme à Évian, je ne saurais faire autrement que de manifester mes goûts et mes préférences. Indépendant par mon caractère et par ma position, j'écris ici librement et sous mes propres inspirations, bonnes ou mauvaises. Les baigneurs qui auront pris la peine de parcourir ces lignes me diront plus tard si j'ai eu raison dans mes appréciations et mes conseils désintéressés.

Et d'abord, chers compagnons de voyage et chers malades, en débarquant sur la plage savoisienne, vous n'avez en vérité que l'embarras du choix pour vous loger et vous installer.

Les principaux hôtels d'Évian, dont les garçons vous attendent sur le port (au besoin, avec une légère voiture pour vous abriter en temps de pluie),

sont au nombre de six, sans compter les chambres
garnies que l'on trouve aisément à louer en ville,
au mois, ou pour la saison des eaux.

Je range ces six hôtels, pour être impartial, par
ordre alphabétique :

L'hôtel des Alpes;
L'hôtel des Bains;
L'hôtel du Cheval-Blanc;
L'hôtel de Fonbonne;
L'hôtel de France;
L'hôtel du Nord.

Voyez donc : six hôtels, plus de petites auberges,
dans une ville de 2,200 habitants; et d'après ce
premier renseignement, figurez-vous bien que
partout vous pourrez être logés, tout au moins
d'une manière suffisante et convenable. La preuve,
c'est qu'en 1861, deux mille baigneurs ont fréquenté la station thermale d'Évian, et que personne n'a été forcé de déserter, faute de place,
comme cela se pratique quelquefois à Vichy.

Il faut de toute nécessité consulter l'état général de votre santé, et surtout de vos jambes, pour
savoir à laquelle de ces maisons hospitalières vous
devez donner la préférence.

Il est évident que si vous êtes débilité par une
longue maladie, et si vous venez à Évian principa-
lement pour y prendre des bains, vous devez vous
loger le plus près possible de l'établissement thermal, situé au centre de la ville. Or, le plus rap-

proché des hôtels indiqués plus haut est l'hôtel des
Bains, qui renferme dans son enceinte d'un kilomètre carré, et l'établissement Cachat, et la plus
grande partie des sources thermales. Si vous devez, par ordonnance de votre médecin, boire les
eaux de Bonnevie, à l'extrémité opposée de la ville,
vous pourrez vous aller loger à l'hôtel de France,
qui n'en est pas éloigné. Quant aux autres hôtels,
je le répète, moins agréables comme situation que
l'hôtel des Bains, je serais au désespoir de leur
causer le moindre préjudice, attendu qu'il faut
que tout le monde vive, et que je n'ai jamais en-
tendu dire que nulle part, à Évian, on fût mal
traité. D'ailleurs la population évianaise est d'une
si bonne nature, qu'à peu de frais on peut être hébergé en ville, lorsque la foule encombre les principales hôtelleries.

En un mot, vous ferez à votre guise, en suivant
vos propres inspirations, et partout vous trouverez
de bonnes gens. Quant à moi, je suis allé, et j'irai
j'espère encore plus d'une fois, si Dieu me prête
vie, à l'hôtel des Bains, chez M. Goy-Lacroix, à qui
j'exprime ici ma reconnaissance pour la manière
dont j'y ai été hébergé et les égards dont j'y ai été
entourés. C'est aussi l'opinion de ceux de mes
clients qui y ont occasionnellement élu domicile.

Et je vais vous dire pourquoi l'endroit me sé-
duit par-dessus tous les autres, et pour quelle rai-

son il vous plaira peut-être tout autant, si vous ai-
mez un bon air, une belle vue, une table bien
servie, et la distraction que produit même sur des
malades la fréquentation de la bonne compagnie.

Acheminons-nous donc ensemble, si vous le
permettez, vers l'hôtel des Bains, qui par son étendue et son élévation domine tous les édifices
d'Évian, y compris le pittoresque clocher carré de
son église, édifice, dit-on, du ıı° siècle.

En six ou sept minutes d'une montée presque
insensible, nous arrivons, guidés par un domes-
tique en livrée et d'une exquise politesse, à la
porte de l'hôtel, dans la Grande-Rue d'Évian. Cette
entrée, il faut en convenir, a peu d'apparence;
mais après avoir gravi une quinzaine de marches,
vous vous trouvez au milieu d'une belle terrasse
sablée, à moitié ombragée par deux magnifiques
platanes dont le feuillage est assez touffu pour
servir d'abri, en temps de pluie, pendant plus de
deux heures. A gauche, se trouve l'établissement
des bains. A droite, un salon et une salle à manger
d'hiver. Du côté de la rue, une vaste galerie vi-
trée, abri contre le mauvais temps. Au-dessus des
bains, sont des chambres et des logements pour
les malades qui craindraient l'ascension de l'hôtel
supérieur, ou qui n'y trouveraient pas de place
dans la saison la plus courue des eaux, à la fin de
juillet par exemple.

Au fond, une charmante fontaine d'où jaillit, à raison de huit litres par minute, la bienfaisante eau Cachat, avec laquelle, tout à l'heure, à table, vous allez faire ample connaissance.

Mais ne vous arrêtez pas à ce détail, et faisons ensemble l'ascension du ravissant jardin anglais, qui conduit en quelques minutes au véritable et grandiose hôtel des Bains. Partout des arbres touffus, des corbeilles de fleurs du meilleur goût, des sources bienfaisantes, des cabinets de verdure contre le soleil, des abris contre la pluie, et même des ânes à la disposition des dames fatiguées. En effet, à toute rigueur, quelqu'un d'une haleine courte pourrait hésiter à gravir pour la première fois à pied cette gracieuse éminence, dont la hauteur, en définitive, est double de celle de la colline du Jardin des Plantes de Paris. Seulement, au lieu du beau cèdre planté par Tournefort, on observe ici des myrtes et des grenadiers en pleine terre, ce qui prouve que le climat du pays n'est pas trop rigoureux.

Nous voici sur la terrasse de M. Goy-Lacroix, dernière étape de notre voyage. Distance de Paris : 165 lieues, soit 660 kilomètres.

La vue y est admirable, mais pour le moment ce sont d'autres soins qui doivent préoccuper le nouvel arrivant. Il faut trouver une chambre, un logement, déballer, faire sa toilette, ou du moins rajuster son costume de voyage. Toutes ces petites misères de la vie humaine, qui ailleurs vous absorbent des heures entières, sont ici expédiées en un clin d'œil, grâce au zèle, à la complaisance et à la promptitude des domestiques des deux sexes qui sont mis à votre disposition dès votre entrée à l'hôtel.

Il est six heures et demie : il est temps de se mettre à table dans un bel et vaste réfectoire où quatre-vingts personnes tiennent à leur aise. Nourriture et service exemplaires : eau minérale de Cachat, pour couper votre vin que vous choisissez à la carte, car il n'est pas compris dans le prix du dîner. Mais sachez bien d'avance qu'à Évian le vin n'est qu'accessoire, et qu'on y devient au bout de quelques jours buveur d'eau avec passion, je dirai presque avec frénésie. Cela, je l'affirme, car je l'ai éprouvé moi-même, et c'est précisément l'effet contraire que produit l'eau de Vichy. Il est facile de se rendre compte de cette circonstance. L'eau est claire et fraîche à Évian (11° à 12°), tandis qu'à Vichy, elle est chaude, ou tout au moins tiède, et rend le vin détestable.

À huit heures, si vous êtes fatigué, chose probable, vous avez le choix, comme distraction, de quelques tours sur la terrasse, d'où l'on jouit d'une vue très-étendue sur le lac, ou de quelques moments passés dans le cabinet de lecture, bien fourni d'albums et de journaux, ou d'un coup d'œil jeté sur le salon de bal et de concerts, avec lequel nous vous ferons faire connaissance plus tard.

Mais un sommeil réparateur ne tardera sans doute pas à gagner vos paupières, et il vaut mieux remettre vos plaisirs au lendemain. Une bonne hygiène vous prescrit le repos après quelques journées toutes d'impressions qui surexcitent le système nerveux.

CHAPITRE III.

EAUX MINÉRALES

Si, dans mon titre, j'ai ajouté au mot de *promenade* l'épithète de *médicale*, c'est, on doit le penser, que je n'ai pas eu l'intention de me borner au rôle de guide du voyageur dans ces belles contrées. J'ai donné une étendue un peu grande à mes préliminaires, et décrit avec une espèce de complaisance des lieux qui ont eu pour moi quelque charme; mais que le lecteur se garde de croire que, semblable à Simonide embarrassé à composer son éloge, je donne à des détails accessoires, oiseux, un relief qui ne leur appartient point, pour passer légèrement sur le sujet principal.

Et la preuve, c'est que je vais entrer franchement en matière et attaquer les questions médicales, avant de donner à mes clients des directions pour leurs plaisirs ou l'emploi de leur temps.

Le malade, une fois installé, appartient entièrement au médecin et à la médecine pour les quelques semaines qu'il doit passer aux eaux. Quant aux simples touristes, qui viennent ici pour leur pur agrément, ils auront leur chapitre à part, relégué à la fin de cet ouvrage.

Les détails dans lesquels je suis conduit à entrer maintenant, quelque peu fastidieux pour la majorité des lecteurs et des lectrices, sont néanmoins indispensables.

Quoique déjà dans la dernière moitié du xviiie siècle les eaux d'Évian fussent connues, appréciées à Genève et en Savoie, et fréquentées par des notabilités de ces deux pays, leur astre avait quelque peu pâli, et ce n'est guère que depuis une vingtaine d'années qu'elles ont repris du renom. Puissent-elles être recherchées de plus en plus et reprendre le juste rang qu'elles méritent parmi les établissements thermaux de la France !

En thèse générale, ni les médecins, ni surtout les malades, ne se font une juste idée des diverses sources minérales que la nature, à Évian et aux environs, a mises avec profusion à la portée des buveurs.

Les médecins se figurent, en lisant les analyses chimiques faites depuis quelques années sur ces eaux, dont le principal défaut est d'être loin du centre parisien, que c'est simplement à titre de moyen hydrothérapique qu'elles sont employées, attendu la faible proportion de principes minéralisateurs qu'on y rencontre. Je n'en veux d'autre preuve que la phrase du docteur C. James dans la dernière édition de son excellent livre.

« On cite de belles cures à Évian ; mais n'aurait-
» on pas obtenu les mêmes effets de l'eau de source
» ordinaire, ingérée dans les mêmes conditions
» d'hygiène ? »

C'est cette opinion trop absolue que, dans le
présent travail, je me suis attaché à combattre,
précisément à cause de la valeur scientifique et
littéraire du savant confrère qui l'a émise.

On peut concevoir, à toute rigueur, que dans ses
nombreuses pérégrinations en Europe, obligé de
rendre hommage à tant de nymphes plus puis-
santes et plus courtisées, il n'ait conservé qu'un
faible souvenir des humbles naïades du lac Léman.

Sans me faire le chevalier errant des susdites
naïades, je m'efforcerai de leur faire rendre justice, en ne disant à leur égard que la vérité, établie
sur les observations de mes savants confrères qui
inspectent les eaux d'Évian, et sur les miennes, car
je professe une grande reconnaissance pour leurs
vertus curatives.

Quant aux malades qui se dirigent habituellement par des motifs tout à fait étrangers aux in-
fluences médicales, ils viennent, sous l'inspiration de la mode ou de leur caprice, à Évian, comme
ailleurs, souvent parce qu'ils ne savent pas où passer six semaines, las de leur résidence habituelle,
ou parce que telle autre station thermale dont ils
sortent ne leur a procuré aucun soulagement. Se

jetant à droite ou à gauche, indifféremment, ils passent sans remords de l'iode au fer, de l'alcalin au sulfureux, cherchant à unir *utile dulci ;* et ce pauvre estomac, qui ne dit mot aujourd'hui, leur garde rancune, pour leur âge mûr, des imprudences de leurs jeunes années.

Il importe donc, avant toute chose, de diriger les malades vrais, ou les valétudinaires, afin de les empêcher d'aggraver leur mal de gaîté de cœur, et de faire que le séjour d'Évian leur soit profitable ; ce sera un moyen de les y attirer de nouveau l'année suivante.

Il faut donc que je dise aux gens du monde :

1° Que ces eaux ne sont jamais nuisibles ;

2° Que dans un certain nombre de cas déterminés, elles produisent un bien réel, toutes conditions hygiéniques mises à part.

Dans un dernier paragraphe, je formulerai un traitement que j'estime bon à suivre pendant la cure des eaux. Beaucoup d'hygiène, un peu de pharmacie, voilà le résumé des avis à donner aux malades pendant les semaines qu'ils passent dans ces localités où ils viennent chercher la santé.

Et d'abord, *ces eaux ne sont jamais nuisibles.* L'abus seul pourrait occasionner de la faiblesse et une sorte d'énervation. Mais je déclare que dans aucune maladie chronique, et ce ne sont jamais que des affections de cet ordre que l'on envoie aux eaux thermales, l'administration de quelques bains et d'un ou deux verres par jour d'une eau parfaitement pure ne peuvent aggraver les symptômes habituels. Que si, par le plus grand des hasards, un phthisique (et j'en ai vu un boire à longs traits l'eau de Bonnevie) venait s'égarer dans ces localités, son mal ne pourrait que rester stationnaire. Là même, il trouverait une température moyenne de 18° centigrades, que l'on a comparée à l'automne de Nice, une insolation très-suffisante, une absence presque complète de brise du soir, et peu de ces changements atmosphériques qui ébranlent les frêles constitutions. La phthisie est presque inconnue à Évian. Que si un malade, par imprudence et à contre-temps, allait boire de quelqu'une des sources ferrugineuses que je décrirai plus tard, il serait bientôt guéri de son imprudence par des douleurs plus vives dans l'estomac et dans la poitrine, et renoncerait à ses téméraires fantaisies.

Rappelons-nous, d'ailleurs, que l'on trouve à Évian, indépendamment des sources, d'excellentes ânesses, dont le lait bienfaisant et pectoral est apporté chaque matin aux baigneurs ou baigneuses dont la poitrine est délicate.

Dans un certain nombre de cas déterminés, ces eaux font un bien réel.

Le traitement se compose d'eaux prises en boisson, de bains et de douches.

§ 1ᵉʳ. EAUX PRISES EN BOISSON.

Les sources minérales d'Évian et de sa banlieue se divisent en deux catégories radicalement différentes, et dont cependant l'action bienfaisante peut se prêter un mutuel concours dans un certain nombre d'affections.

Il y a : 1° Les sources alcalines. Ce sont :

La source Cachat.

La source Guillot.

La source Bonnevie.

La source Corporau.

2° Les sources ferrugineuses. Ce sont :

La source d'Amphion.

La source de la Grande-Rive.

La source de la Petite-Rive.

Nous allons visiter successivement toutes ces sources, et indiquer à l'occasion de chacune ce que l'expérience nous en a appris.

Source Cachat et source Guillot.

Ce sont deux sœurs jumelles qui se ressemblent complétement, à la température près, la première étant à 11° et l'autre à 12° centigrades. Je dis jumelles, car elles se touchent, trouvant leur issue toutes les deux sous une même grotte

ombragée d'arbres touffus, à mi-côte du jardin anglais qui sert d'avenue à l'hôtel des Bains. Là af-
fluent, à toute heure, non-seulement les hôtes de
la maison, mais encore indistinctement tous ceux
qui désirent en boire, moyennant un faible prix
d'abonnement. Souvent même, la simple rétribu-
tion d'un sou ou deux donnés à la gracieuse petite
Julie, qui puise pour vous à la source, vous donne
le droit de vous désaltérer toute la journée. Dans
la première cour de l'établissement, existe encore
une fontaine versant abondamment l'eau Cachat
aux buveurs attardés qui désirent se rafraîchir
avant de rentrer en ville. -

La source Cachat fournit 8 lit. d'eau par minute.

La source Guillot fournit 10 à 12 litres dans le
même temps.

En voici la composition, d'après les analyses de
Baruel et de l'École des Mines.

Composition chimique par litre.

Acide carbonique,	0,0610
Bicarbonate de chaux,	0,1940
Bicarbonate de magnésie,	0,0130
Bicarbonate de soude,	0,0200
Bicarbonate de potasse,	0,0060
Phosphate de soude,	0,0014
Glairine,	des traces.
Total des principes minéralisa-teurs :	0,2954.

Cette eau est un peu onctueuse ; elle dissout à merveille le savon, et se conserve longtemps sans s'altérer. Elle a le goût de l'eau de roche la plus pure.

Source Bonnevie.

Cette source, beaucoup plus abondante que la précédente (elle fournit 40 à 50 litres d'eau par minute), n'est connue que depuis vingt ans environ, et n'est sérieusement exploitée que depuis l'année 1858, où il y fut joint un élégant établissement de bains. Elle est située à l'extrémité occidentale de la ville, sur un mamelon de 100 mètres de hauteur au-dessus du lac ; on y parvient en une dizaine de minutes ; l'administration nouvelle en a rendu les abords le plus agréables possible, eu égard aux difficultés de terrain qu'il a fallu surmonter.

L'eau de la source Bonnevie sort par un seul griffon sous une grotte assez élégante ; les buveurs peuvent, en temps de pluie, trouver un abri à quelques mètres de là, dans une salle couverte, disposée en cabinet de lecture, et d'où l'on jouit d'une charmante vue du lac.

Cette eau, dont je vais tout à l'heure indiquer la composition chimique, est à la température de 11 à 12° centigrades. Le goût en est à peu près le même que celui de l'eau Cachat; peut-être semble-t-elle un peu plus fraîche, ce qui tient sans doute à ce qu'après l'ascension de la colline par la chaleur, on est passablement altéré, et que la moindre boisson paraît délicieuse. Ce que je sais pertinemment, c'est qu'à Genève, où elle sert de boisson de table dans beaucoup de maisons, on la préfère généralement à l'eau Cachat pour couper le vin aux repas. Est-ce la mode, est-ce le bon marché qui lui donne cette vogue? Elle ne revient qu'à 40 centimes, verre compris. Tant il y a, qu'elle jouit à Genève de la même réputation gastronomique que l'eau de Saint-Galmier à Lyon et à Paris.

En voici la composition par litre.

Acide carbonique,	0,0970
Bicarbonate de chaux,	0,2210
Bicarbonate de magnésie,	0,0150
Bicarbonate de soude,	0,0200
Bicarbonate de potasse,	0,0070
Phosphate de soude,	0,0017
Glairine,	des traces.

Total des principes minéralisateurs :   0,5617

Tout à côté, mais un peu plus bas, coule une petite source bien moins abondante, qui porte le nom de source *Corporau;* sa réputation bien modeste dérive de son action sur les yeux; elle a la propriété, appliquée en compresses et en collyres,

de guérir les conjonctivites chroniques; elle forti-
fie même la vue d'une manière générale. Sa mi-
néralisation est plus faible que celle des sources
précédentes.

Action physiologique des eaux minérales d'Évian prises en boisson.

Ma profession de foi médicale est celle-ci, et en
cela je diffère sans doute de quelques confrères
qui pratiquent dans cette localité ou qui ont écrit
sur ce sujet.

L'action physiologique des deux sources principales ci-dessus mentionnées est *identique*. En voici
les principaux symptômes :

Pendant les deux ou trois premiers jours, en
en prenant la dose moyenne de six à sept verres,
soit un litre et demi, on n'éprouve aucun effet
appréciable; les sécrétions ne sont nullement
augmentées; au contraire, il y a une tendance à
la constipation. Quelque chaleur qu'il fasse, la
sueur est moins abondante qu'à l'ordinaire. L'appétit demeure le même. Au bout de quatre ou cinq
jours, ou au plus tard d'une semaine, les sécrétions deviennent plus copieuses, surtout la sécré-
tion urinaire, et ce fluide acquiert une remarqua-
ble limpidité. On éprouve comme une agitation
nerveuse qui rend les mouvements plus agiles; on
se sent plus dispos, plus alerte. En même temps,

quoi qu'en puissent dire certains malades, il y a un peu d'insomnie, sensation analogue à celle que ressentent les personnes non habituées au café noir et qui en prennent accidentellement. En un mot, on a, suivant l'expression vulgaire, le *cerveau vide*.

Continuez votre boisson, en en accroissant la dose pendant quelques jours, vous éprouverez alors, non-seulement les symptômes précédents exagérés, mais encore une sorte de fièvre, pour peu que vous soyez névropathique. Cette fièvre éphémère ne se traduira par aucune éruption spéciale, mais elle se montrera presque toujours si vous ne la prévenez pas par l'usage des bains, que je ne trouve utiles que comme tempérants et hyposthénisants. Je reviendrai plus tard sur cet article. Au bout de seize ou dix-sept jours, l'excitation physiologique des eaux est tout à fait passée ; l'absorption s'en fait alors paisiblement et sans secousses.

Action thérapeutique des eaux alcalines.

Les diverses maladies contre lesquelles s'emploient les eaux alcalines décrites plus haut sont :

1° La gravelle et les coliques néphrétiques.

2° Le catarrhe vésical ou cystite chronique avec ou sans gonflement de la prostate.

3° L'incontinence d'urine, l'irritation et l'atonie des parois vésicales, qui persiste souvent à la suite des manœuvres de la taille ou de la lithotritie.

4° Certaines affections de l'utérus.

5° Des affections variées des voies digestives ou de leurs annexes.

6° Certaines manifestations goutteuses.

Reprenons une à une ces affections diverses.

1°. Pas de *gravelle* sans *coliques néphrétiques*, et réciproquement. Il s'agit, pour tirer un bon parti des eaux d'Évian, d'être atteint de graviers d'acide urique : ce sont les seuls, suivant moi, qui subissent l'influence de l'eau Cachat bue en abondance. La vessie est lavée, abstergée, et au bout de trois ou quatre semaines, à raison de quinze à vingt verres par jour, l'absorption de 5 à 6 grammes de bicarbonate de soude et d'autant de bicarbonate de chaux produit un effet curatif dans beaucoup de cas. Je pourrais m'en rapporter au témoignage des médecins d'Évian, fort éclairés sur ce point, surtout de M. Rieux, qui y exerce depuis trente-cinq ans; mais mon opinion est fondée sur le récit d'un grand nombre de graveleux que j'ai rencontrés dans ces parages, et qui, après une saison ou deux au plus, se sont vus délivrés de leur pénible infirmité. L'eau de Cachat, sous ce point de vue, paraît supérieure à celle de Bonnevie.

2° *Catarrhe vésical, avec ou sans gonflement de la prostate.* On cite encore de beaux cas de guérison de cette maladie, mais seulement au bout de deux saisons (chaque saison est de vingt et un jours).

3° *Incontinence d'urine*, tenant à une atonie de la vessie ou à un excès d'irritabilité de ses parois. J'ai connu ici un personnage qui, opéré un grand nombre de fois de la pierre par la lithotritie, et en dernier lieu taillé par un des plus habiles chirurgiens de Paris, avait conservé une faiblesse extrême des parois vésicales, plus des douleurs fréquentes dans l'émission des urines. Après trois semaines de boisson de l'eau Cachat, plus quelques bains (un tous les deux ou trois jours), il n'existait plus aucune sensibilité morbide dans la vessie, et les forces du malade étaient revenues à vue d'œil. Il doit être actuellement guéri sans crainte de rechute.

Des cas analogues de guérison sont fréquents à Évian.

4° *Affections de l'utérus.* On comprend que l'eau de Cachat, à petite ou à large dose, n'ait qu'une influence secondaire dans le traitement des métrites ou ovarites, dont on rencontre un certain nombre chez les femmes de vingt-cinq ans, comme chez celles qui atteignent ou ont atteint l'âge de retour. Chez les femmes qui, indépendamment de l'affection utérine, souffrent d'une dyspepsie habituelle, il est évident que l'administration des eaux alcalines en boisson, alternées avec des eaux ferrugineuses, procurera du soulagement en restituant la faculté digestive abolie d'une manière plus ou moins complète. Mais c'est ici l'exception, et dans les affections utérines franches, non compliquées, les bains répétés avec l'eau à 20 ou 50°, les irrigations et les injections légèrement alcalinées, tièdes ou froides, obtiennent de beaux succès, quoique moins rapides qu'à Vichy.

5° *Affections des voies digestives ou de leurs annexes.* Il n'est pas besoin de se rappeler la fable des *Membres et l'Estomac*, du bon La Fontaine, pour se rappeler que lorsque cet organe se révolte ou fonctionne à rebours, toute l'économie animale est en souffrance. C'est en cela, suivant moi, que triomphent les eaux d'Évian. Jamais elles ne font de mal, toujours elles procurent du soulagement, pourvu que le buveur d'eau ne soit pas sous l'influence d'une maladie aiguë de l'estomac ou de quelque organe qui en dépende.

Depuis l'embarras gastrique le plus léger, jusqu'à la gastralgie la plus rebelle, en passant par tous les degrés de la dyspepsie idiopathique ou symptomatique, toutes ces lésions se trouvent bien de l'eau alcaline de Cachat ou de Bonnevie, alternant avec l'eau ferrugineuse d'Amphion, dont je parlerai plus bas. J'ai vu des malades, au bout de dix jours, ne plus parler que pour mémoire de leurs douleurs stomacales, qui les faisaient se courber en deux, avec des bâillements continuels, puis commencer à digérer toute espèce d'aliments, et cela, pour avoir pris d'abord un à deux verres d'eau Cachat, ou Guillot, en arrivant, au bout d'une semaine ou deux, à trois ou quatre litres, qui passaient à merveille. J'ai éprouvé moi-même un résultat analogue, au bout de huit à dix jours, pour des douleurs gastralgiques qui me poursui-vaient tous les matins depuis deux ans, se joignant à un état saburral habituel de la langue, et à des alternatives de coliques et de gonflement abdo-minal.

Lorsque l'embarras gastrique domine, il con-vient de boire l'eau à jeun, à la dose de trois ou quatre demi-verres, de quart d'heure en quart d'heure, en faisant un tour de promenade entre chaque absorption de liquide, puis de se priver d'aliments dans la matinée, de manière à ce que l'eau absorbée produise son effet détersif et diuré-tique dans toute son intensité.

Lorsque des vomissements accompagnent la dyspepsie, l'action des eaux est encore souveraine et prompte. C'est ici que l'eau de Bonnevie doit être préférée; elle agit peut-être mieux par le gaz acide carbonique qu'elle contient, et qui la rend plus agréable et plus digestible. Cette eau, prise par gorgées d'abord, plus tard par demi-verres, puis par verres entiers, arrête les vomissements et calme les douleurs sourdes, mais accablantes, de la dyspepsie. A Genève, où la dyspepsie est une ma-ladie fort répandue, on emploie communément l'eau Bonnevie ou l'eau Cachat pour la combattre, préférablement à toute autre eau digestive.

Lorsqu'il s'agit de névralgies invétérées de l'estomac se liant à des troubles généraux du système nerveux, à des crampes, à de l'hypocondrie, l'usage d'une eau minérale prise en boisson seulement est insuffisant, et les bains d'eau alcaline à diverses températures, puis les douches en pluie sur l'estomac ou sur la colonne vertébrale concourent puissamment à la curation de la maladie.

Dans le paragraphe suivant, je parlerai avec quelque détail des douches et des bains d'Évian; ils ont leur mérite, mais qu'on me permette de formuler mon opinion. « La boisson de l'eau d'É-» vian est la partie essentielle du traitement; les » bains de cette eau sont un moyen accessoire et » secondaire. »

La preuve, c'est que tout le monde peut boire l'eau d'Évian, en se réglant sur la capacité de son estomac (à Paris, j'en fais boire trois verres par jour à mes malades); tandis qu'un certain nombre de malades ne peuvent pas supporter les bains, encore moins les douches, et guérissent tout de même dans un temps donné.

Entérites chroniques. Certains malades, amaigris et dont la peau est sèche et souvent brûlante, présentent des alternatives de diarrhée et de constipation, avec des coliques d'une intensité plus ou moins grande; il leur semble parfois qu'une lame de feu leur traverse l'intestin ; ils ont des tumeurs hémorrhoïdaires à demi fluentes.

Pour ces pauvres souffreteux, l'eau Cachat ou l'eau Guillot, moins froide, doit être administrée à dose d'abord faible, puis graduellement croissante ; des lavements presque froids avec la même eau doivent être quotidiennement administrés dans le but de donner du ton à un intestin depuis longtemps affaibli par de fréquentes débâcles.

Mais ici, comme le fait parfaitement observer le docteur Dupraz, rien ne soulage sans un régime bien approprié et parfaitement observé par le malade.

Maladies chroniques du foie. N'ayant eu sous les yeux aucun cas de cette nature pendant mon séjour à Évian, je m'en rapporte au témoignage de mes confrères, qui attribuent ici à la boisson, aux bains et aux douches ascendantes, une grande valeur curative dans ces affections. On les préconise comme fondantes, désobstruantes, dans le genre de maladie que les Allemands appellent *vénosité abdominale.*

Je me permettrai une simple réflexion. Ce n'est pas dans une saison de vingt et un ou vingt-deux jours qu'un résultat aussi avantageux saurait être atteint. On a voulu faire entendre, sans doute, qu'au bout de deux ou trois saisons thermales, la guérison avait été obtenue. Mais, pour mon compte, j'avoue que lorsque j'aurai un client un peu pressé de guérir à envoyer aux eaux pour une affection du foie accompagnée d'ictère et de gonflement abdominal, je me hâterai de lui indiquer Vichy, en lui prescrivant de boire de l'eau de la Grande Grille ou de la source de l'Hôpital ; là, en trois ou quatre semaines, avec des bains fortement alcalins et un régime très-peu animalisé, tel qu'on le suit à Vichy, il pourra espérer un prompt soulagement, si ce n'est une guérison complète. Le fait est qu'à Évian, je n'ai pas rencontré un seul ictérique.

6° *Manifestations goutteuses.* La goutte et la gravelle étant deux compagnes souvent inséparables, en ce sens qu'attachées au même personnage, elles se relayent en quelque sorte pour le tourmenter, on rencontre à Évian des malades qui ont souffert des accès de goutte ; chez un certain nombre de ces malades, plus ou moins hypothéqués, il s'établit des concrétions tophacées autour des petites articulations. Ces dépôts produisent une grande gêne dans les jointures, et rendent certains malades à moitié impotents.

Sous l'influence de l'eau Cachat bue avec abondance (trois ou quatre litres par jour), on voit quelques-unes de ces concrétions morbides disparaître.

Malgré ces succès partiels, sans détourner mes goutteux de venir à Évian, je croirai leur rendre un plus grand service en les envoyant à Vichy

boire l'eau du puits Chomel ou celle des Céles-
tins, vingt fois plus minéralisée que celle de Cachat, attendu qu'ici, c'est surtout une médication
chimique qu'il faut mettre en usage.

Bains alcalins d'Évian. Douches.

Je suis presque tenté d'être de l'avis de M. C.
James à l'occasion des bains d'eau alcaline d'É-
vian. « Comme il faut chauffer l'eau, elle se dé-
» compose, ainsi que l'attestent les légers dépôts
» de bicarbonate de soude qui se forment dans la
» chaudière et que l'on montre aux baigneurs
» comme preuve de la richesse de l'eau thermale. »
C. James, 5ᵉ édition.

Cependant je ne prétends pas dire que l'action
de ces bains soit identique à celle des bains ordi-
naires.

Je vais vous entretenir de leur aménagement,
de leur disposition, puis j'indiquerai dans quelles
maladies ils sont efficaces, à mon avis, comme
auxiliaires de la cure des eaux d'Évian.

Il existe deux établissements dans lesquels on
peut prendre des bains alcalins. Le prix en est de
30 francs pour une saison de vingt et un jours,
ou de 1 fr. 50 pour une seule séance. Le service,
le linge, en sus, comme partout.

Le premier et le plus ancien des deux est celui
que l'on trouve en entrant dans la première ter-

rasse de l'hôtel des Bains. Là se trouvent une tren-
taine de baignoires en bon état et de la plus
grande propreté. On ne saurait trop se louer du
service ; les filles de bain sont d'une politesse et
d'une douceur extrêmes envers les dames confiées
à leurs soins. Lorsque la foule se presse à Évian,
toutes ces baignoires sont occupées; d'autant plus
que, comme l'établissement n'appartient pas à
M. Goy-Lacroix, et est indépendant, tous les hôtels de la ville peuvent y envoyer leurs malades.

Je trouve le nombre des baignoires un peu restreint, et souhaite l'année prochaine d'en voir là
au moins une quarantaine.

L'autre établissement de bains, fondé il y a
trois ans par la compagnie qui exploite la source
Bonnevie, se trouve dans un charmant bâtiment,
de la forme d'un vaste châlet suisse, au sommet de
la petite colline que j'ai décrite au commencement
de ce chapitre. Rien d'aussi joli, dans l'espèce, que
ce bijou architectural.

On y trouve non-seulement vingt-six baignoires,
mais encore un salon supérieur, jouissant d'une
vue étendue sur le lac; c'est là qu'on attend sans
trop d'impatience que son tour soit arrivé pour
prendre un bain. En cas de mauvais temps décidé,
on peut se réfugier et passer une heure dans le
salon de lecture dont j'ai parlé plus haut. (Voyez
l'article *Source Bonnevie*.)

Ici, tout est élégant; c'est un établissement en-

4

core en bas âge, mais qui grandira rapidement, je l'espère, grâce à l'intelligence et aux bons soins de M. Michaux.

Le jour où l'eau de Bonnevie sera connue et appréciée, et où son prix de revient sera moins considérable, je ne désespère pas de lui voir atteindre en France la popularité des eaux de Saint-Galmier ou de Schwalheim, et les baigneurs ne verront pas de différence entre les deux établissements rivaux de la ville d'Évian.

Douches.

Il existe dans les deux thermes des douches ascendantes et descendantes, en pluie, etc., etc. M. le docteur Rieux parle même de douches oculo-palpébrales employées contre les maladies chroniques des yeux. Des affections scrofuleuses de l'appareil oculaire ont été, d'après ce savant confrère, guéries par ce moyen. Mais il y a encore fort à faire à Évian pour atteindre la perfection qui existe à Aix-les-Bains sous le rapport des douches et la manière de les administrer.

Emploi thérapeutique des bains.

La température habituelle des bains à Évian est de 50 à 55° centigrades. Elle doit être modifiée suivant que le médecin veut obtenir la sédation ou l'excitation de l'économie. En général, on ordonne les bains en vue de tempérer l'effet excitant que produisent au bout de quelques jours la *vie des eaux* et la quantité anormale de boissons qu'on introduit dans les voies digestives. Le bain pris chaud, c'est-à-dire à 35° environ, et pris pendant une heure, a pour propriété de rétablir assez promptement les fonctions de la peau, et de la rendre douce, onctueuse, avantage que les dames sauront apprécier. Jamais d'éruption cutanée, jamais de poussée, comme au mont Dore et dans tant d'autres stations thermales alcalines.

Je conseille l'usage *quotidien* des bains :

1° Aux *graveleux* dont j'ai parlé plus haut ; ils absorbent mieux l'eau Cachat en se baignant tous les jours, et leurs coliques néphrétiques seront calmées déjà au troisième ou quatrième bain.

2° Aux gens atteints de *catarrhe de vessie*, et ayant conservé de la douleur, ou du moins de la sensibilité, dans cet organe.

3° Aux femmes souffrant de l'*utérus* ou des *ovaires*. Je leur conseille même le bain le plus prolongé qu'il est possible, précédé ou suivi de douches utérines, à une température variable suivant la susceptibilité nerveuse du sujet malade. Je n'accepte même pas la présence des règles comme un obstacle à la prise d'un bain ; il est prouvé en effet, depuis les observations du professeur Malgaigne et de mon ami le docteur Léon Boyer, que, non-seulement le bain tiède n'occasionne pas une hémorrhagie utérine, mais encore que c'est un puissant hémostatique dans les pertes de sang si graves qui atteignent quelquefois les femmes dans l'état puerpéral. L'explication de ce fait est donnée par la pression qu'exerce le poids de l'eau du bain sur tout le corps, et sur le bassin en particulier.

Je conseille l'usage modéré et *non quotidien* des bains :

1° Aux personnes extrêmement nerveuses, à qui le simple contact de l'eau donne le frisson et un malaise indéfinissable. J'ai dans ma clientèle un certain nombre de sujets qui sont dans ce cas, et qui se trouvent en proie à des étouffements chaque fois que le bain se prolonge un peu. Il convient, pour les malades de cette nature, de ne pas faire durer la séance plus de vingt minutes, et de leur faire boire un verre d'eau Cachat pendant qu'ils sont dans la baignoire.

2° Aux personnes qui souffrent d'une des diverses affections de l'estomac dont j'ai parlé plus haut.

Les gastralgiques sont journaliers dans leurs souffrances ; leur mal est capricieux, jamais continu. Ils ont leurs jours d'énervation, où, semblables à ceux qui souffrent du mal de mer, ils ne changeraient pas de place pour tout l'or du monde. Le bain, dans ce cas-là, est contre-indiqué. Mais, dès le lendemain, peut-être, une réaction s'opère :

ces névropathiques se trouvent en train, alertes; ils ne sentent pas leur estomac; leur pouls est plus fréquent.

Il convient alors de prescrire un bain très-prolongé, puis des frictions avec une éponge mouillée sur le creux de l'estomac, ou une douche en pluie sur la colonne vertébrale. Tout cela dure une couple d'heures, et au bout de ce laps de temps vous voyez le patient venir s'asseoir à table d'hôte, et retrouver l'appétit d'un commis voyageur.

C'est à l'approche d'un orage surtout que le médecin est à même d'étudier ces névropathies protéiformes qui ont déjoué déjà et déjoueront encore toutes les recettes de la Faculté.

3° Chez les gens d'un certain âge qui ressentent une disposition catarrhale, et chez lesquels la force de calorification et de refocillation est déjà diminuée. Ils doivent bien se couvrir en sortant du bain, et faire un exercice un peu rapide.

Puis il leur faut porter de la flanelle, de la flanelle, et encore de la flanelle. Sans cette louable habitude, les bains sont plus nuisibles qu'utiles aux gens qui ont dépassé la soixantaine.

4° Enfin les coliques néphrétiques et hépatiques sont modifiées avantageusement, les jours de crise, par des bains prolongés avec addition de carbonate de soude, et par des douches d'une température variable sur les régions douloureuses.

Résumé thérapeutique. Régime à suivre.

Un malade envoyé par son médecin à des eaux alcalines doit proscrire de son régime, autant que possible, les substances acides; il est évident aussi qu'il doit éviter les indigestions.

J'ai en vue ici les malades sérieux, et non point ceux qu'un vain caprice, qu'une fantaisie ou une raison extra-médicale conduit à Évian, tels que ceux dont j'esquisserai le portrait dans mon dernier chapitre.

Mais, à tout prendre, les eaux ayant peu d'activité, le régime sera peu sévère. A table d'hôte figurent des mets de toute espèce; la cuisine est bonne, bien plus variée qu'à Vichy, et le service se fait assez lentement pour que la digestion puisse s'opérer avec facilité. Si l'on boit peu de vin, celui qui se sert est de bonne qualité; en revanche, à chaque repas, on absorbe une ou deux carafes d'eau Cachat, et l'on fait ici de la médecine comme ce bon M. Jourdain faisait *de la prose*, sans le savoir.

Ce que je blâme, c'est le thé et le café plus ou moins forts servis après chaque repas, et dont beaucoup de baigneurs abusent. L'opinion des médecins d'Évian ne diffère pas sensiblement de la mienne à ce sujet.

Quelques préparations pharmaceutiques trou-

vent leur emploi, à titre d'adjuvants de la médication alcaline, dans les affections nerveuses de l'estomac, à l'occasion desquelles je me suis livré à
une étude particulière.

1° L'infusion de *quassia amara*, prise chaque
matin à froid, avant toute autre espèce de boisson.
On se pourvoira d'un gobelet en bois de *quassia*
chez le pharmacien Deroux; ce moyen est très-
commode; en cinq minutes, l'eau qu'on verse
dans le vase acquiert l'amertume désirée.

L'eau de quassia raffermit les membranes mu-
queuses, et constitue un excellent topique pour
la bouche et les gencives. Dans les vertiges qu'é-
prouvent souvent les gastralgiques, le quassia doit
être administré deux ou trois fois par jour, con-
curremment avec l'eau Cachat.

2° Le *sous-nitrate de bismuth*, médicament hé-
roïque, dont l'emploi s'est tellement vulgarisé de
nos jours, que le prix s'en est élevé d'une manière
notable.

Ce n'est pas à jeun qu'il convient de le prendre;
c'est un instant avant le principal repas. Souverain
contre les attaques de gastralgie aiguë, il combat
efficacement ces alternatives de diarrhée et de
constipation qui atteignent parfois les malades au
commencement de leur cure.

3° Le *sirop de quinquina*, tonique doux, moins
irritant que le vin de quinquina. On doit le prescrire aux personnes qui viennent à Évian pour se

remettre, dans la convalescence de longues maladies à forme continue ou intermittente. Il dispose l'estomac à tolérer la médication alcaline.

4° Le *fer*. Mais que dis-je, et quel besoin avons-nous de préparations martiales prises dans une officine, quand la nature nous offre à notre portée, à petite distance, les sources ferrugineuses où je vais vous conduire tout à l'heure, pour remplir l'indication reconstituante? C'est d'Amphion et de ses succursales que je vais avoir l'honneur de vous entretenir.

§ 2. SOURCES FERRUGINEUSES.

Amphion. La Grande-Rive. La Petite-Rive.

A 2 kilomètres d'Évian, du côté de Thonon, sur le bord du lac, on trouve cette localité thermale, qui n'a acquis une véritable réputation que depuis quelques années, grâce aux embellissements de toute espèce dont elle a été l'objet.

Franchement, si je n'eusse pas eu affaire à Évian, et l'intention formelle de planter ma tente à l'hôtel des Bains, pour pouvoir tout observer à loisir, c'est à Amphion que je serais allé passer ma quinzaine de vacances.

Il est difficile de voir quelque chose de plus paisible, de plus retiré, de plus pastoral, que l'établis-

sement d'Amphion, décoré, je ne sais pourquoi,
du nom de Casino. C'est une douce retraite, une
charmante villa dont les murs plongent dans le lac,
se mirant dans ses eaux limpides ; on s'y rend, à son
choix, par une grande route bien ombragée, que
parcourent six fois par jour des omnibus, ou mieux
encore par eau, au moyen d'un charmant bateau
de promenade. Un jardin anglais en amphithéâtre, tourné vers le lac, bien planté d'arbres et de
bosquets touffus, en pente douce avec des rampes
bien ménagées, sert d'avenue à l'établissement
du côté de la terre, et un joli débarcadère laisse
arriver par le lac les bateaux jusqu'au pied des
murs de la maison.

N'y eût-il pas d'eaux minérales à Amphion, on
ferait bien d'y aller chercher la fraîcheur pendant
les ardeurs de la canicule.

Table d'hôte convenable, salon de lecture et de
conversation, frais ombrages du jardin, terrasse
au bord de l'eau, chambres spacieuses, batelets de
promenade, comme à Évian, tout a été installé par
le propriétaire de l'établissement pour ajouter aux
charmes que la nature a prodigués à ces beaux
lieux.

La végétation des environs est composée de riches vignobles et de magnifiques châtaigneraies ;
les productions du sol sont abondantes et variées ;
j'enverrais à Amphion plutôt qu'à Évian les personnes qui ont la poitrine délicate, et qui craignent

de monter et de descendre ; de plus, ici, les femmes souffreteuses trouveront un avantage, c'est celui de pouvoir se soustraire par moments à la tyrannie de l'étiquette, et s'habiller simplement, sans recourir plusieurs fois par jour aux bons offices de la femme de chambre ou du coiffeur.

A Amphion, l'on peut suivre la cure des eaux alcalines de Cachat ou de Bonnevie ; il existe un dépôt de ces eaux dans l'établissement, et d'ailleurs on peut se rendre à Évian en une demi-heure pour prendre des bains, et être de retour pour l'heure du déjeuner. A Amphion, il n'y a pas de bains proprement dits, sauf des bains d'eau du lac; le malade peut se procurer cette eau chauffée à un degré convenable, et se baigner dans sa chambre, comme dans une maison particulière, le tout à un prix modéré.

Mais parlons de l'eau ferrugineuse qu'on boit ici, et qui a fait la réputation de cette station thermale.

Elle est froide, à 11° centigrades, invariable par tous les temps, limpide, d'une saveur atramentaire, ayant une odeur légèrement sulfureuse.

Les estomacs délicats la trouvent lourde à digérer pendant les premiers jours de son administration. Elle porte un peu à la tête et occasionne une sorte d'ivresse.

Elle contient, d'après des analyses déjà anciennes, de l'acide carbonique, du fer, et des bi-

carbonates alcalins, à la dose de 20 à 30 centi-
grammes par litre.

Elle est un peu gazeuse ; elle bouillonne dans le
verre pendant quelques secondes ; on l'a comparée avec une certaine justesse à l'eau de Spa,
source du Géronstère.

Action thérapeutique de l'eau d'Amphion.

C'est à Amphion que j'enverrai de préférence,
d'après l'expérience de mes collègues du pays, les
femmes faibles et délicates qui ont besoin d'un
bon air, d'une médication tonique plutôt qu'exci-
tante, et dont les organes sont très-impression-
nables. D'ailleurs, l'eau de Cachat est là toute prête
pour calmer et tempérer l'éréthisme du système
nerveux. Les maladies sans nombre qui se mani-
festent à l'époque de la puberté, la chlorose et la
chloroanémie, l'irrégularité de la menstruation,
les leucorrhées par suite de l'inertie de l'utérus et
du vagin, l'épuisement qu'entraînent les mauvaises couches ou les avortements, les pertes surve-
nant à l'âge critique sans diathèse carcinomateuse,
se trouvent à merveille de l'usage modéré de la
fontaine d'Amphion.

Je n'en dirai pas autant des dyspepsies. A moins
que celles-ci ne se lient à un état d'anémie bien
prononcé, comme à la suite de longues fièvres, in-
termittentes ou continues, je trouve que le fer est

souvent contre-indiqué ; on en abuse, on en fait
une selle à tous chevaux, comme de l'iode et de
ses composés ; il ne faut pas, suivant moi, en user
témérairement. J'ai vu des gastralgies exaspérées
par l'emploi de cette médication.

On prétend que cette eau, coupée avec du lait
ou du sirop, est mieux supportée par l'estomac malade ; cela est possible, mais il n'en est pas moins
vrai qu'on ne saurait la boire à une certaine dose
sans inconvénient, à moins qu'il n'y ait une indication spéciale à remplir, la reconstitution du
sang.

Le médecin des eaux doit, à cet égard, connaître
à fond la susceptibilité gastrique de son malade.
Ici tout est individualité, idiosyncrasie.

La dose la plus forte à administrer aux personnes
anémiques est de trois verres par jour, avec la recommandation formelle d'un exercice assez actif
entre chaque verre, car, je le répète, cette eau
glace l'estomac.

J'ai vu des dyspeptiques, domiciliés à Évian, se
trouver bien, après avoir pris de l'eau Cachat à
large dose, de venir à Amphion, en voiture ou à
pied, avaler un verre d'eau ferrugineuse, puis retourner à leur gîte à pied ou en ramant avec vi-
gueur sur un bateau, pour faire renaître la trans-
piration.

Quelques malades atteints de catarrhe chronique de vessie, accompagné d'atonie de cet or-

gane, éprouvent de bons effets de l'usage modéré de l'eau d'Amphion; elle facilite, en tonifiant le réservoir urinaire, l'expulsion des mucosités qui l'encombrent; elle combat avec efficacité, dans certains cas, l'incontinence d'urine nocturne, infirmité qui rend la vie à charge à ses malheureuses victimes.

Je résume. Souveraine dans la plupart des maladies du sexe qui touchent à la menstruation, cette eau doit être, pour les hommes, combinée avec l'usage des eaux alcalines d'Évian, sous peine de dépasser le but et d'occasionner des congestions sanguines, inconvénient inhérent à toutes les préparations martiales.

Source de la Grande-Rive.

Située du côté est d'Évian, c'est-à-dire à l'opposé d'Amphion, sur la route de Saint-Paul, à un kilomètre environ de la ville, elle constitue un agréable but de promenade. Cette eau, bien moins riche en principes minéralisateurs que celle d'Amphion, est par conséquent moins active : elle convient aux estomacs délicats, qui la supportent à la dose d'un ou deux verres, tout en suivant le traitement par les eaux d'Évian et les bains alcalins. Simple buvette, sans aucun établissement thermal qui lui soit annexé.

Source de la Petite-Rive.

Située à 2 kilomètres en amont d'Évian, à côté de la grande route du Simplon, qui va gagner Meillerie. A gauche de la route, sous laquelle se trouve son origine, elle sort par un tuyau naturel, et va se perdre dans le lac, colorant les cailloux de la grève, sur une étendue de quelques mètres, d'une belle teinte d'ocre, due au carbonate de fer qu'elle contient. C'est grand dommage qu'on la laisse se perdre ainsi, car elle donne six à sept litres d'eau par minute, et est fraîche, agréable à boire, beaucoup plus légère que celle d'Amphion.

Elle sert de but de promenade aux baigneurs d'Évian, qui s'y rendent en bateau après déjeuner ou après dîner, pour faciliter leur digestion. Malheureusement elle est à ciel ouvert, sans arbres d'aucune espèce, et on ne trouve d'abri qu'à quelque distance de là, dans les cabarets du hameau de la Petite-Rive.

Je suis convaincu qu'avec la modique somme de deux ou trois cents francs, on pourrait ériger dans cette localité un petit kiosque pour abriter les buveurs d'eau, et qu'en prélevant seulement cinq centimes par personne, on aurait couvert ses frais au bout d'une seule saison de cent jours.

Cette source est, suivant moi, très-digne d'être exploitée.

CHAPITRE IV.

LA VIE AUX EAUX,

DISTRACTIONS, PROMENADES.

Si la vie des eaux, pendant le mois d'été qu'on
lui consacre, devait se borner pour les malades à
l'absorption méthodique d'un certain breuvage et
à des bains ou douches à heure déterminée, il faut
convenir qu'elle serait bien monotone. J'oserais
même dire que le médecin se serait fourvoyé en
la conseillant à ses clients, l'ennui n'ayant jamais
été prescrit comme moyen thérapeutique. Il faut
à l'âme du valétudinaire encore autre chose que
des remèdes : il faut à ce pauvre souffreteux un
milieu physique et moral dans lequel il se trouve à
son aise, des lieux et des scènes variés, capables
de piquer sa curiosité et de renouveler ses idées.
En un mot, ses impressions ont besoin d'être ra-
jeunies, comme son corps veut être vivifié. Il faut
qu'il soit conduit insensiblement et par degrés à
oublier les maux qui font le désespoir de sa vie.

Il n'avait point échappé aux médecins de l'antiquité, depuis Hippocrate, que l'air, les eaux, les lieux, en un mot ce qu'on appelle en hygiène les *circumfusa*, influent d'une manière notable sur les êtres en proie à la maladie. Mais c'est plutôt dans les affections chroniques où le système nerveux joue un grand rôle, que cette judicieuse remarque trouve son application.

Bordeu disait : « Je regarde comme incurable toute maladie chronique qui a résisté aux eaux minérales. » En cela, le célèbre praticien du xviiie siècle exagérait ; mais sans aller aussi loin que le savant béarnais, il est permis d'affirmer qu'une réunion de circonstances hygiéniques favorables, qu'un certain aspect du ciel, du sol, des habitants, une douce alternative de soleil et d'obscurité, la vue de la campagne, de forêts ou de belles eaux, l'absence du tumulte des villes, contribuent à assouplir les ressorts trop tendus de notre innervation. La médication thermale, aidée de ces précieux adjuvants, peut plus facilement atteindre le mal par ses procédés chimiques, s'il n'a pas poussé de trop profondes racines.

Combien de malades, combien de pauvres cachectiques remettent aux années suivantes l'accomplissement d'un voyage de santé qui aurait pu, si ce n'est obtenir une guérison radicale, du moins les conserver quelques années de plus à leur famille !

Sous le triple rapport de la topographie, de l'eau

dont on s'abreuve, et de l'air qu'on respire, Évian,
où j'ai conduit le voyageur, est on ne peut plus
favorisé par la nature. N'eût-on à sa portée que
le spectacle enchanteur du bassin du Léman d'un
côté, et des montagnes si variées de la Savoie de
l'autre, il y aurait de quoi réjouir le cœur et in-
spirer de douces rêveries.

Cette petite cité évianaise, peuplée justement
assez pour entretenir un peu de mouvement d'al-
lants et de venants, est bâtie en amphithéâtre et
regarde le nord-est. Si elle n'a que des rues
étroites et médiocrement bien pavées, elle rachète
cet inconvénient par une grande propreté. Si un
trop grand nombre de ses maisons plongent dans
le lac, sans quai d'aucune sorte, en revanche il
existe à chacun des bouts de la ville une terrasse
plantée d'arbres, dont l'une sert de débarcadère.
Du haut comme du bas de l'amphithéâtre, la vue
est des plus étendues et des plus belles.

L'air doux et moelleux que l'on respire à Évian
a fait comparer son beau climat à celui de Nice,
ou de Cannes, son heureuse rivale. C'est peut-
être un peu exagérer les choses; mais, en fait, la
température y est assez uniforme; je n'en veux
d'autre preuve que la luxuriante végétation qui
se fait apercevoir de toutes parts dans ces beaux
lieux. Les grenadiers, les myrtes en pleine terre
n'y sont pas rares, et les vignes, quoique suspen-
dues à une grande hauteur, suivant la mode savoi-

sienne, donnent des fruits de la meilleure qualité.

Malgré ces circonstances locales si heureuses, n'éprouve-t-on pas des heures d'ennui, à Évian, comme un peu partout; et cette oasis thermale vaut-elle, sous le rapport de l'agrément, Aix-les-Bains, Ems, Uriage, ou le célèbre Vichy ?

Sujet épineux à traiter! Et en face de baigneurs blasés, de touristes pour lesquels les diverses stations thermales de l'Europe n'ont plus de secrets, j'ignore si ce que je vais exposer, de ma plume novice, sera suffisant pour les attirer dans ce riant séjour. Quoi qu'il en soit, voici à peu près comment s'écoule la journée des hôtes de ces lieux.

Nous sommes au 15 juillet. Le soleil, qui se lève à 4 h. 30 m., presque sans aurore, comme sans nuages, commence à dorer de ses premiers rayons la côte de Suisse, opposée à la nôtre. Les clochers de Lausanne se dessinent déjà dans la brume à 2 lieues au-devant de nous; la cigale avertit les moissonneurs qu'il est temps de se mettre à l'ouvrage, et les matines viennent de sonner à l'église d'Évian, répétées par les échos d'alentour. Tout sommeille encore dans l'enceinte de l'hôtel des Bains, et la vaste galerie de pierre qui règne au-devant de la façade présente une vague ressemblance avec le préau d'une chartreuse.

Bientôt c'est le tour des montagnes de la Savoie, placées derrière le spectateur, de se dorer de mille feux. Les Dents du Midi, la belle Memyse et les âpres Dents d'Oche montrent leurs sommets chenus. Entre les créneaux naturels de ces montagnes, le soleil commence à darder ses rayons bienfaisants, tandis que les collines inférieures, toutes verdoyantes, sont encore plongées dans une demi-teinte qui produit un heureux contraste.

Vers six heures, un certain bruissement se fait entendre; quelques fenêtres s'entr'ouvrent timidement. On peut distinguer déjà le bruit des ânesses qui gravissent les pentes du jardin anglais, et leurs sonnettes au timbre argentin réveillent peu à peu les hôtes endormis. C'est l'heure où elles viennent apporter leur lait salutaire aux dames délicates que les eaux fatigueraient sans ce correctif anodin.

A ce murmure en succède un autre : c'est le réveil de la maison. Comme à sept heures doit partir un bateau à vapeur pour Genève, il y a toujours, vers six heures et demie, quelques baigneurs ayant terminé leur cure qui profitent de ce moyen de transport. Ils échangent de rapides adieux avec leurs amis et connaissances de l'hôtel, non sans jeter un dernier regard aux sources Guillot ou Cachat. Ce sont eux qui ouvrent la marche; on entend grincer le sable des allées sous leurs pas rapides. Bon voyage et heureux retour !

Entre sept et huit heures, on voit arriver les

buveurs d'eau, les messieurs en jaquette du matin, les dames en déshabillé léger, mais presque toujours élégant. Les conversations s'engagent et roulent sur le nombre de verres d'eau bus et absorbés la veille ; et la modeste nymphe Guillot, du fond de sa grotte ombragée, voit accourir la foule de ses adorateurs.

Les dames prennent place sur la pelouse ou sur les bancs du jardin, les yeux encore à demi gonflés de sommeil, le teint brouillé, et dépourvues, à cette heure matinale, d'un certain nombre de leurs attraits.

Le général russe salue et aborde, en lui demandant du feu, le négociant émérite de la rue Saint-Denis ; des rapports d'amitié (style des eaux) s'établissent d'emblée entre le yankee républicain et le major pontifical échappé au désastre de Castel-Fidardo ; et le baronnet anglais, déposant sa morgue habituelle, emprunte sans façon la lunette d'approche d'un vicaire savoyard. C'est vraiment ici que la devise des républicains de 1848 : « Liberté, égalité, fraternité, » trouve son application pratique.

Quelques grands marcheurs, franchissant les limites de l'établissement, s'en vont, la canne à la main, gravir les flancs du coteau de Bonnevie pour s'y abreuver d'une eau bien fraîche, et un peu pour faire autrement que leurs commensaux.

A ces exceptions près, la foule tourbillonnante

des buveurs d'eau, comme les âmes en peine du Dante, qui, involontairement, sont entraînées vers le premier cercle de l'enfer, celui de la pluie, descend les pentes en zigzag du jardin anglais pour se grouper sur la terrasse inférieure, où se trouvent les salles de bains. Là, chacun prend son numéro d'ordre, en attendant l'instant de se baigner, assis à l'ombre de magnifiques platanes. Les dames entrent les premières, c'est tout naturel; et, une heure plus tard, cette troupe délassée, au teint rafraîchi, regagne les chambres de l'hôtel pour se mettre en tenue, car l'instant du déjeuner approche.

Les personnes à qui l'usage du fer est recommandé ne vont pas au bain dans la matinée. S'étant levées de meilleure heure que les autres, elles gagnent le port, et se font conduire en chaloupe à Amphion. Elles y boivent le nombre de verres d'eau indiqué par leur médecin; puis, revenant par le même véhicule ou par l'omnibus, elles retrouvent leurs compagnons à la table de M. Goy-Lacroix.

A dix heures, un déjeuner confortable réunit les deux tiers de la société. Quelques dames s'abstiennent de paraître à ce repas matinal, soit par un motif d'hygiène, soit par une raison de fatigue; car c'en est une que d'être obligée de faire toilette trois ou quatre fois dans la même journée. Les hommes, plus indépendants de l'étiquette, ne

se gênent pas de se montrer en tenue du matin ;
et le chapeau plat, devenu cosmopolite, règne sur
toute la ligne, ainsi que le col rabattu.

Il m'a semblé que le moment le plus agréable
de la journée, celui où l'on se trouvait vraiment à
son aise, était cette heure de onze heures à midi
qui succède au déjeuner. Un laisser-aller parfait
règne parmi les baigneurs : l'un va faire la sieste
sur un banc ; l'autre fait rapidement sa correspondance ; son voisin va lire un journal ou une revue ;
vingt autres causent et s'entretiennent par groupes
de trois, quatre ou cinq, les yeux fixés tantôt sur le
lac, sur les mille embarcations qui le sillonnent en
tous sens, tantôt sur le coq du clocher, dont les
ailes s'étendent du bon côté. On cause un peu de
ses maux, de ceux de son voisin, des nouveaux
arrivants, mais surtout du but de promenade dont
on va faire choix.

Que faire ? Où porter ses pas ? Comment em-
ployer ses loisirs jusqu'à l'heure fatale du dîner ?

Vers midi, les médecins des eaux viennent en
général faire leurs visites aux malades ; et un quart
d'heure donné à la science n'est franchement pas
trop dans une longue journée.

Mais voici le soleil qui se met sérieusement de
la partie. Recherchons l'ombre et le plaisir. Vraiment, à Évian, il n'y a que l'embarras du choix.
Les ombrelles et les chapeaux de paille seront de
la partie.

Les promenades que je vais indiquer actuellement ne sont que de petites excursions aux environs de la ville, praticables en quelques heures. Je réserve pour la fin de ce chapitre les longues courses qui exigent, pour être accomplies, une journée tout entière.

Et d'abord, en moins d'une heure vous pouvez faire le tour d'Évian, visiter le port et la charmante promenade où viennent aborder toute espèce de bateaux. C'est là que je veux vous conduire, afin de vous indiquer d'emblée une des principales sources de distraction que vous offre le séjour de cette ville.

Figurez-vous une terrasse plantée de beaux arbres, à laquelle viennent aborder, en se jouant sur les flots, une vingtaine de chaloupes, yoles et esquifs de promenade. *La Nymphe des Eaux, Porthos, d'Artagnan, Aramis*, sont les noms des plus élégantes de ces embarcations. Leurs aimables matelots sont à vos ordres, tout prêts à donner la main aux dames pour les conduire à leur bord, et vous pouvez fendre les ondes du lac Léman à raison de 1 franc l'heure, sans l'apparence d'un danger. Parmi les plus méritants de ces honnêtes marins de la Savoie, je dois signaler MM. Joseph et Félix Bonnevie, vrais loups de mer, capables de plonger au fond du lac pour sauver une créature humaine en péril.

Les dames goûtent surtout avec passion le plai-

sir de se faire convoyer en plein lac, à une lieue
de la côte, par de vigoureux rameurs ; et beaucoup
de gentlemen ne dédaignent pas de manœuvrer
de leur main gantée, l'un l'aviron, l'autre le gou-
vernail, pour acquérir le droit de raconter plus
tard leurs prouesses nautiques.

C'est à Amphion, c'est à la Petite-Rive, et même
à la Tour-Ronde, que l'on se rend journellement
de cette manière peu coûteuse et qui imprime aux
muscles du corps un salutaire exercice. Chaque
embarcation a une tente, ce qui met à l'abri des
caresses trop ardentes d'un soleil d'été.

Ainsi, tout en voguant, tout en naviguant, en
s'arrêtant sur quelque point du trajet, on parvient
à tuer le temps, cet éternel ennemi ; on gagne
insensiblement l'heure où la toilette réclame les
soins des dames, et où la lecture des journaux et
la correspondance vont absorber les messieurs.

Indépendamment des courses en bateau, dont
on se fatiguerait à la longue, il y a des excursions
faciles à faire dans la banlieue d'Évian. Par exemple, au village et au château de Saint-Paul, dans
une riante vallée ; à Laringes, à trois quarts de
lieue au-dessus de la ville, d'où l'on peut jouir de
la vue du mont Blanc à travers un créneau naturel formé par deux montagnes. On trouve facilement des ânes de selle pour faire ces ravissantes
petites promenades. Partout, aux environs d'Évian,
serpentent de gracieux sentiers qui, du milieu des

vignes et des châtaigniers, vous ramènent toujours à votre gîte après une heure ou deux de marche ou d'équitation.

Somme toute, le temps ne vous pèsera pas outre mesure, surtout si vous avez su contracter quelques-unes de ces liaisons agréables, quoique éphémères, qui font une des parties intégrantes de la vie des eaux. Quelques visites faites aux sources thermales dont vous êtes condamné à boire, un ou deux cigares pour les messieurs, la broderie pour les dames, remplissent les entr'actes. Ici, point de polichinelles ni de marionnettes, comme à Vichy, pour vous amuser ; en revanche, des racleurs de guitare, Italiens ou Savoyards, ou de mauvais chanteurs qui vous écorchent les oreilles de l'air de Garibaldi. C'est une compensation.

Si vous songez maintenant à la barbe, à la coiffure et au nœud de la cravate à faire et à refaire avant de se présenter au dîner, à toutes ces petites misères de la vie humaine, vraiment la journée semblera trop courte pour de telles occupations.

Je dois pourtant faire la part des personnes âgées, moins futiles, moins ingambes, et partant moins faciles à amuser et à distraire. Il y a aussi pour elles des passe-temps. Elles causent longuement, dans un cercle restreint, sous le portique, à l'ombre ; d'heure en heure on les voit descendre à pas comptés vers les sources thermales, puis re-

monter lentement en suivant le chemin des éco-
liers. On les entend se plaindre du soleil d'été
trop éclatant et trop chaud, comme elles se plain-
draient de la pluie ! Mais à tout prendre, leur sort
n'est pas trop rigoureux ; le maître de la maison
est plein de prévenances et d'attention pour elles.
Puis, quand le temps leur pèse, elles s'acheminent
vers le salon, pour y faire leur partie de whist, le
jeu du silence. Malgré tout cela, c'est encore la
fraction du public par laquelle la cloche du dîner
est attendue avec le plus d'impatience. Quand on
n'a plus en espérance que quelques années à
vivre, on est naturellement porté à compter les
heures.

Je ne connais rien de plus admirable et de plus
digne de respect et de vénération qu'un vieillard
armé de résignation, et sachant voir sans froncer
le sourcil la jeunesse se livrer sous ses yeux à la
gaîté de son âge et à la vivacité de ses impressions.

Quant aux mamans, toujours un peu grondeu-
ses, elles passent volontiers quelques heures dans
leur chambre, à régenter la toilette de leurs
filles, ou à médire de leurs gendres, trop enclins
à la dépense. C'est un passe-temps comme un
autre.

Ainsi, quand il fait beau, chacun des hôtes de
ces lieux trouve le moyen de passer sa journée
sans ennui comme sans regrets. Aux rayons du

soleil de juillet, tout est beau, tout est facile, tout
est commode; les malades les plus sérieux ont
eux-mêmes une sorte d'alacrité, et l'espérance
brille sur tous les visages.

Mais il existe, comme toujours, un revers à la
médaille.

Égalité devant le soleil, égalité devant la pluie.

Grand Dieu! que devenir en temps de pluie,
lorsque le vent de sud-ouest, cet éternel arroseur,
souffle sur Évian, arrivant des montagnes, et que
le coq du clocher étend ses ailes du côté du lac?
Alors les jeunes gens fument sous la galerie, les
gens sérieux s'offrent la prise de l'amitié, ou se
réfugient au salon pour y bâiller, lire et méditer
les journaux de l'avant-veille.

Les dames et demoiselles, toutes troublées dans
leurs projets d'amusement, s'arrangent pour prendre un bain plus prolongé; elles ont leur névral-
gie, leur migraine; elles sont inabordables; vous
les entendez gémir, se lamenter, et maudire tout
haut leur médecin qui les a envoyées vivantes
dans ce tombeau.

Dans l'impossibilité où la pluie les met de faire
parade de leurs nouveaux ajustements, elles font
serment qu'elles ne sortiront plus de la journée.
Pas de promenade, pas de bateau, pas de course à
âne ou à cheval! C'est à périr d'ennui.

Les amoureux seuls sont satisfaits de ce contre-
temps, qui donne plus de charme aux conversa-

tions intimes ; une femme qui s'ennuie prête plus
aisément l'oreille aux doux propos. Un jour de
pluie s'est trouvé la préface de plus d'un roman
sentimental.

Mais cette bouderie ne dure pas, et ce feu de
paille s'évanouit comme une légère fumée :

> Souvent femme varie,
> Bien fol est qui s'y fie.

Il est plus dequatre heures, la cloche du dîner
va bientôt se faire entendre, et comme il ne faut
jamais paraître malade lorsqu'on possède encore
quelques attraits, le corset rétablit bientôt les
choses en équilibre, et après quelques soins donnés à sa coiffure, la sensitive dolente et énervée
devient en une demi-heure une donna de la plus
belle prestance.

A cinq heures, une table copieuse et parfaitement servie réunit les hôtes si disparates de cette
ruche bourdonnante. Les convives sont placés assez arbitrairement, suivant moi, d'après l'ordre
de leur arrivée, ou plutôt d'après le numéro de
leur logement.

On peut remarquer côte à côte le propriétaire
et l'officier de fortune, l'agent de change et le co-
lonel en retraite, le père de famille affligé de deux
demoiselles majeures et le célibataire endurci. La
marquise entichée de ses quartiers de noblesse
a du côté du cœur un avocat républicain, et à sa

droite un maire de village. La jeune femme dont l'espoir de devenir mère comblerait les vœux a pour voisine la grand'mère goutteuse ou rhumatisante qui vient demander aux sources, aux bains ou aux douches, les jambes qu'elle a perdues, ou l'appétit que de longs chagrins lui ont ravi pour toujours.

A tout prendre, il ne règne point ici un air de mélancolie ; et il est doux de voir à table d'hôte quelques bonnes faces réjouies, plutôt que ces visages de papier mâché qui foisonnent à Vichy et vous font rêver cimetière au moment de trancher une aile de poulet.

Ici la gaîté n'est point proscrite : les bavards s'écoutent parler,

> Et du vin de Bordeaux les légères fumées
> Dissipent sans effort les sinistres pensées.

C'est en tout bien tout honneur, et il n'existe pas de maison bourgeoise bien ordonnée où l'on se livre moins qu'ici à l'intempérance.

Après le dîner, réunion sur la grande terrasse sablée ou sous les bosquets du parc. Voici l'heureux moment où les toilettes brillent de tout leur éclat, car le soleil dore encore toutes choses de ses rayons bienfaisants. Les jeunes gens organisent de nouvelles promenades jusqu'à la chute du jour. Les dames, plus délicates, vont gagner, dès que le jour baisse, le salon où une excellente musique se fait entendre presque tous les soirs. Le crochet, la tapisserie, les petites médisances, occupent leurs loisirs.

Les plus paresseux demeurent assis sur les bancs jusqu'à une heure plus avancée, le télescope à la main, contemplant le lac, la côte de Suisse et le splendide hôtel Beaurivage, d'où chaque soir s'élancent vers le ciel des gerbes enflammées et mille feux du Bengale.

Deux fois par semaine, avec la permission de M. le maire, on danse dans la salle de bal. L'orchestre est bon, quoique n'égalant pas celui de Bernardin, à Vichy; mais il suffit pour faire danser, polker et mazurquer. Le croirait-on? Il ne manque ici que des danseurs.

La jeunesse actuelle, ennemie de cette contrainte sociale qui se traduit par l'habit noir et les gants blancs, éprouve une profonde horreur pour la danse. Ainsi, tel gentilhomme, tel fils de famille qui n'aurait pas frémi devant la tour Malakoff ou les batteries de Solferino, redoute les dangers de la pastourelle ou de la valse à deux temps. Plus d'une fois j'ai vu des dames et des demoiselles obligées de se servir à tour de rôle de cavaliers, tandis que les gandins de bonne famille se tenaient debout derrière la porte du salon, écoutant la musique et mâchonnant une cigarette pour se donner une contenance.

Heureusement pour ces dames, l'élite de la

jeunesse de Thónon et d'Évian vient parfois se
joindre à leurs ébats chorégraphiques, et donne à
nos baigneurs l'exemple des manières de la meilleure compagnie.

La journée, chers lecteurs et lectrices, vous
aura sans doute paru un peu longue, racontée par
une plume aussi inexpérimentée que la mienne;
mais je suis convaincu qu'avec un peu de bonne
volonté, vous trouverez mille recettes meilleures
que celles que je vous ai indiquées pour passer
agréablement votre jour d'été. La meilleure, à
coup sûr, consiste à venir ici avec votre famille,
si cela vous est possible.

A dix heures et quelques minutes, tout se calme;
les accents de l'orchestre cessent de se faire entendre; les échecs du salon de jeu rentrent dans
leurs cases; l'aubergiste compte ses écus; quelques causeurs intrépides continuent sous la galerie couverte la discussion commencée. Mais
les lumières s'éteignent successivement, et bientôt le silence le plus complet règne dans l'hôtel, qui prend une physionomie tout à fait mo-
nastique.

Excursions d'une journée.

Comme elles sont décrites dans un excellent in-
dicateur que l'on trouve chez tous les libraires
d'Évian, je me borne à les signaler.

A. Les amateurs de courses de montagnes, dont les jambes encore jeunes ne redoutent point la fatigue, pourront faire l'ascension de la belle Memyse, ou des Dents d'Oche, géants de pierre du sommet desquels on découvre le mont Blanc, le mont Rose, et les lacs du canton de Berne, sans parler du lac Léman que l'on embrasse dans toute son étendue.

B. Les personnes moins bien partagées sous le rapport des forces physiques iront visiter les charmants villages de Lugrin, de la Tour-Ronde, de Meillerie, la vallée de la Dranse, le ci-devant château de Ripaille, où l'omnibus de Thonon conduit en une petite heure.

Mieux encore; on pourra entreprendre une course aux ruines célèbres du château des Allinges, forteresse démantelée, naguère séjour et pèlerinage du pieux saint François de Sales, patron de Chablais.

Ces ruines, auxquelles on se rend en voiture, en passant par la jolie petite ville de Thonon, ne sont qu'à 4 lieues d'Évian. On en fait l'ascension, en traversant une sombre forêt, en une demi-heure; et après avoir visité l'église moderne bâtie il y a vingt ans au sommet de la colline, à la mémoire de saint François, on redescend déjeuner au village des Allinges, dédommagé d'une légère fatigue par une des belles vues du lac. On peut, le même jour, revenir dîner à Évian, ou mieux encore à Amphion, pour varier ses plaisirs, avant de regagner ses pénates.

C. Enfin, les amateurs de navigation feront bien de prendre dans la matinée le steamer qui conduit à l'extrémité du lac, au Boveret; de là ils gagneront Montreux, Clarens, chanté par Rousseau dans sa *Nouvelle-Héloïse*; puis Vevey, charmante ville suisse où ils feront leur principale halte

De là on se rend à Lausanne, par le chemin de fer ouest-suisse; on visite la ville, où l'on passe la nuit dans le premier hôtel venu; ils sont tous parfaitement convenables. Le lendemain, on descend à Ouchy, port de Lausanne, on s'embarque sur le Rhône n° 2, et, conduit et piloté par M. Mégemond, le brave sauveteur, on traverse le lac en moins d'une heure, pour reprendre sa place, à déjeuner, à l'hôtel des Bains, charmé d'avoir fait une excursion peu coûteuse et éminemment hygiénique (1).

Telles sont les occupations de la semaine. Le dimanche, un peu de recueillement ne messied pas à ceux qui ont à prier Dieu de leur accorder le soulagement de leurs maux.

(1) Voir, pour les détails de cette dernière excursion, l'ouvrage de mon père, le professeur Manget, intitulé : *Guide du Voyageur autour du lac de Genève*, 3ᵉ édition, 1850. Le voyage sur la côte de Suisse y est décrit avec beaucoup de soin.

6

Aux catholiques, la messe à l'église d'Évian ;
aux baigneurs qui professent la religion réfor-
mée, une chapelle évangélique est ouverte avec
un service religieux tous les dimanches. C'est encore un des bienfaits que l'on doit au gouvernement impérial depuis l'annexion de la Savoie à la
France.

Il me faudrait cent langues, cent bouches pour
raconter, ou cent plumes de fer pour décrire en
détail les nombreuses excursions à faire aux environs d'Évian pendant les trois ou quatre semaines
que l'on y séjourne habituellement.

Mais j'estime que comme le but de ce voyage
est avant tout de se guérir, il convient de réser-
ver les longues courses pour la dernière partie
du séjour dans ce pays, et de se borner pendant
la première semaine à des promenades plus res-
treintes.

Quant aux oisifs, qui ne viennent aux eaux que
pour se distraire, ils sauront bien passer leur
temps sans mes directions. Ce n'est pas pour eux
que j'ai entrepris cet ouvrage, et ce chapitre n'est
déjà que trop long.

CHAPITRE V.

LA SOCIÉTÉ. — LES BAIGNEURS.

Suivant l'expression spirituelle d'un de mes commensaux de l'hôtel des Bains, ancien militaire, qui a, comme Joconde, parcouru un peu tout le monde, l'Europe ainsi que l'Asie, les eaux d'Évian méritent à juste titre l'épithète d'*eaux morales*. Ici, en effet, point de mauvais ton, point de licence; ici personne ne se permet d'inconvenance ni de propos légers envers le beau sexe. Les joueurs ne jouent point trop gros jeu, et l'on ne voit jamais, comme à Vichy, la dame de pique prélever une dîme trop forte sur les hôtes de ces lieux.

De grands personnages de la noblesse et de la finance ont fréquenté et fréquentent encore ce bel établissement. Aix-les-Bains ne reçoit pas meilleure compagnie. Généraux, amiraux, diplomates, sénateurs français et piémontais, marquis et comtes avec leur famille, négociants honorables de toute la France, Anglais et Américains d'élite, notabilités de Genève et de la Savoie, composent la grande majorité des hôtes qui se saluent vingt fois par jour sur la terrasse ou dans les allées du jardin anglais.

Toutefois, chacun se crée sa petite société, sa coterie, qui lui va, qui lui convient; ce qui n'empêche point, aux heures des repas, la conversation de devenir générale, sans jamais être bruyante.

Des fonctionnaires publics de l'arrondissement de Thonon viennent souvent se mêler aux réunions du salon et aux causeries de l'après-dînée, et malgré leur présence, la conversation est aussi libre que dans la plus libre des républiques.

Au surplus, les habitués des eaux minérales savent à merveille que c'est le cas, ou jamais, de déposer à la porte du temple d'Esculape toutes les passions tristes ou irritantes. Il est difficile d'admettre que près de cent vingt personnes d'âge et de sexe différents, vivant sous le même toit, partagent les mêmes opinions soit en politique, soit en littérature, soit même en médecine. Et pourtant, ici, jamais de querelles, jamais d'altercations.

Ayant payé un juste tribut d'éloges, je le crois, à la grande majorité du public de cette charmante oasis de la Savoie, au milieu duquel j'ai été assez heureux pour faire des connaissances utiles et agréables, je dois avouer qu'il y a bien quelques ombres au tableau. Parmi cet or, il se glisse toujours un peu de clinquant.

Qu'on me laisse donc m'égayer avec mes confrères sur certains masques qui se glissent un peu
dans toutes les grandes réunions, et ne vous figu-
rez pas, ô baigneurs mes ex-compagnons! que j'aie
cherché à faire la moindre allusion personnelle.
Cela m'eût été trop facile.

Mes chers confrères, c'est aux eaux en général,
et à celles d'Évian aussi, que vous enverrez certains clients importuns dont vous ne savez comment vous débarrasser.

Aux eaux, les manies, les hypocondries, les
vapeurs, ces malingreries qui vous obsèdent, auxquelles vous ne pouvez rien, par la faute des malades et peut-être un peu par la vôtre. *Non las-
ciate ogni speranza!* Ne perdez pas courage! les
eaux vous guériront : tel est le viatique consola-
teur que vous avez donné à vos importuns, pour
être vous-mêmes un peu plus libres à Paris ou ailleurs pendant les mois caniculaires. Ce sont ces
quasi-malades et leurs pareils qui forment l'ap-
point de la société évianaise. Ce sont les compar-
ses de cette comédie bourgeoise qui se joue aux
eaux, sous les yeux de vos clients sérieux, et qui
charme parfois leurs heures d'ennui.

Passons-les rapidement en revue.

Oisifs de tout âge, las de leur désœuvrement;
parvenus de toute espèce, cherchant, grâce à leurs
écus, à se faire accepter de la bonne compagnie;
maris bien portants, affligés d'une femme vapo-

reuse ; veuves inconsolables ; gentlemen barbus à
la recherche d'une position sociale ; baronnes de
hasard ; beaux-fils en quête d'aventures ; garçons
à la poursuite d'héritières ; demoiselles à marier,
dont, malgré leur dot, le placement est difficile ; diplomates en disponibilité, que l'obésité menace....
Voyez-les tous accourir et solliciter les naïades
d'Évian de leur être favorables et de combler
leurs vœux ! Or, sachez-le bien, ces bonnes nymphes ne se laissent jamais implorer en vain plus
de quatre à cinq semaines. Leurs ondes limpides
ont la vertu de faire oublier les peines de cœur
et de guérir les maux imaginaires.

Mes bons confrères en Hippocrate, jeunes et
vieux, qui pratiquez dans une station thermale,
vous faites des prescriptions médicales ; on ne les
suit qu'à moitié, et on les paye de même : car, loin
du centre parisien, les honoraires diminuent en
raison du carré des distances.

Mais enfin, vous avez le salon et les hôtels pour
théâtre ; vos cures sont presque toujours heureuses. Ici, l'on boit de l'eau Cachat, Bonnevie,
Amphion et Cie. On boit du vin aussi, et du café
même. On va et vient ; on pianotte, on dansotte,
on jouotte ; l'argent s'écoule, et le temps égale-
ment ; l'amour se met parfois de la partie, mais
la tête travaille toujours plus que le cœur.

Au total, personne ne meurt ici, soit de cha-
grin, soit de mélancolie. Chacun se plaint, parce

que c'est la mode; et, quitte à ne jamais se saluer ou même se rencontrer dans le monde parisien, chacun se donne rendez-vous pour la saison future à la source Guillot ou au Casino d'Amphion, pour y compter les nouvelles blessures que le temps ou les orages du cœur auront pu faire d'une année à l'autre.

Chacune des aimables naïades de ces parages a ses adorateurs, à la fois grognards et passionnés, qui, tout en médisant d'elle, imitent ces amants qui injurient la maîtresse dont ils peuvent le moins se détacher.

Évian est, on peut le dire, un établissement thermal d'une renommée encore jeune; or, il convient de protéger la jeunesse. C'est aux belles dames de Paris, de Genève et de la Savoie, à se charger dorénavant de ce soin, ce qu'elles ont déjà commencé à faire, au grand profit de la population évianaise.

J'ai dépeint jusqu'ici avec quelque complaisance les mœurs des riches, des heureux du jour, des personnes titrées, des gens, en un mot, ayant une position sociale bien établie. Mais mon rôle serait incomplet, si je me bornais à tracer ces riants tableaux. Le médecin se doit à toutes les classes sociales.

Il ne faut pas oublier le commun des mortels, les prolétaires, les personnes sans nombre que la fortune a oublié de favoriser, qui souffrent de

mille maux, et dont l'existence laborieuse est on
ne peut plus nécessaire à leur famille.

Elles ne courent pas après les distractions, ces
victimes de la pauvreté et de la maladie!

Eh bien! pour une somme des plus modiques,
quelquefois même gratuitement, les sources bienfaisantes d'Évian et de ses environs coulent pour
les pauvres avec la même libéralité que pour les
riches habitants des hôtels. Depuis l'annexion de
ce pays à la France, tout a été amélioré, sous ce
point de vue comme sous bien d'autres, et les conseils des médecins sont donnés largement et gé-
néreusement; il n'est personne ici qui puisse
dire qu'il a manqué de soins.

Mais il faut vivre matériellement. Il existe encore à Évian des ressources, à la portée des bourses
les plus maigres, pour se nourrir et se loger à bas
prix, surtout quand on s'y prend de bonne heure
pour venir prendre les eaux, au mois de juin par
exemple, avant la foule.

Parmi les baigneurs peu fortunés, il y en a qui
inspirent plus ou moins d'intérêt. Voici le fait qui
m'a frappé le plus vivement, et m'a, je dois le
dire, laissé une impression pénible.

J'ai vu, entre autres déshérités du sort, un vieux
médecin retiré de la clientèle savoisienne après
quarante années d'exercice, et sans fortune, ayant
rempli longtemps des fonctions presque gratuites,
à la boutonnière duquel ne fleurissait aucun ru-

ban, venir demander à la source d'Amphion un peu de sang pour réparer celui qu'une longue pratique de son art avait épuisé.

Mais alors, de son temps, la Savoie était encore la pauvre Savoie, province un peu délaissée du royaume de Piémont. C'est à Turin qu'il fallait aller chercher les honneurs et les récompenses. Aujourd'hui, ce n'est pas sous le gouvernement de la France, qui sait apprécier et récompenser tous les services rendus au pays, que des oublis et des injustices de cette espèce auraient chance de se commettre !

Espérons donc, mes chers confrères, que notre honorable collègue, vétéran de la pratique médicale dans ce pays, inspecteur des eaux depuis longues années, M. le docteur Rieux, dont la verte vieillesse lui permet de suffire à sa clientèle et à ses fonctions, ne tardera pas à recevoir la récompense méritée de son dévouement au peu lucratif métier de médecin des eaux.

CONCLUSION.

Voici mon cadre à peu près rempli. Je vous ai, chers confrères et clients, exposé mes impressions personnelles, et j'ai écrit sous l'inspiration d'un bien-être réel dû aux eaux minérales et aux circonstances hygiéniques favorables dont j'ai été environné.

Si je ne me suis livré qu'à peu de recherches analytiques, c'est que les notices de MM. Rieux et Dupraz, si complètes, ne m'avaient rien laissé à faire à cet égard. Dire qu'elles sont entre les mains de tous les baigneurs, c'est faire implicitement leur éloge.

Chaque malade fait choix de son médecin à Évian, suivant son goût, son caprice, ou, ce qui vaut bien mieux, d'après la recommandation du confrère à qui il confie habituellement le soin de sa santé.

Quant à moi, je n'ai qu'un désir et ne forme qu'un vœu en terminant mon opuscule : c'est de pouvoir, l'année prochaine, faire un nouveau pèlerinage à ces eaux biénfaisantes qui m'ont apporté un notable soulagement.

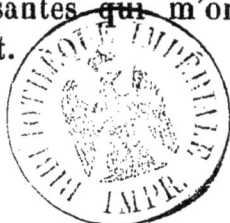

FIN.

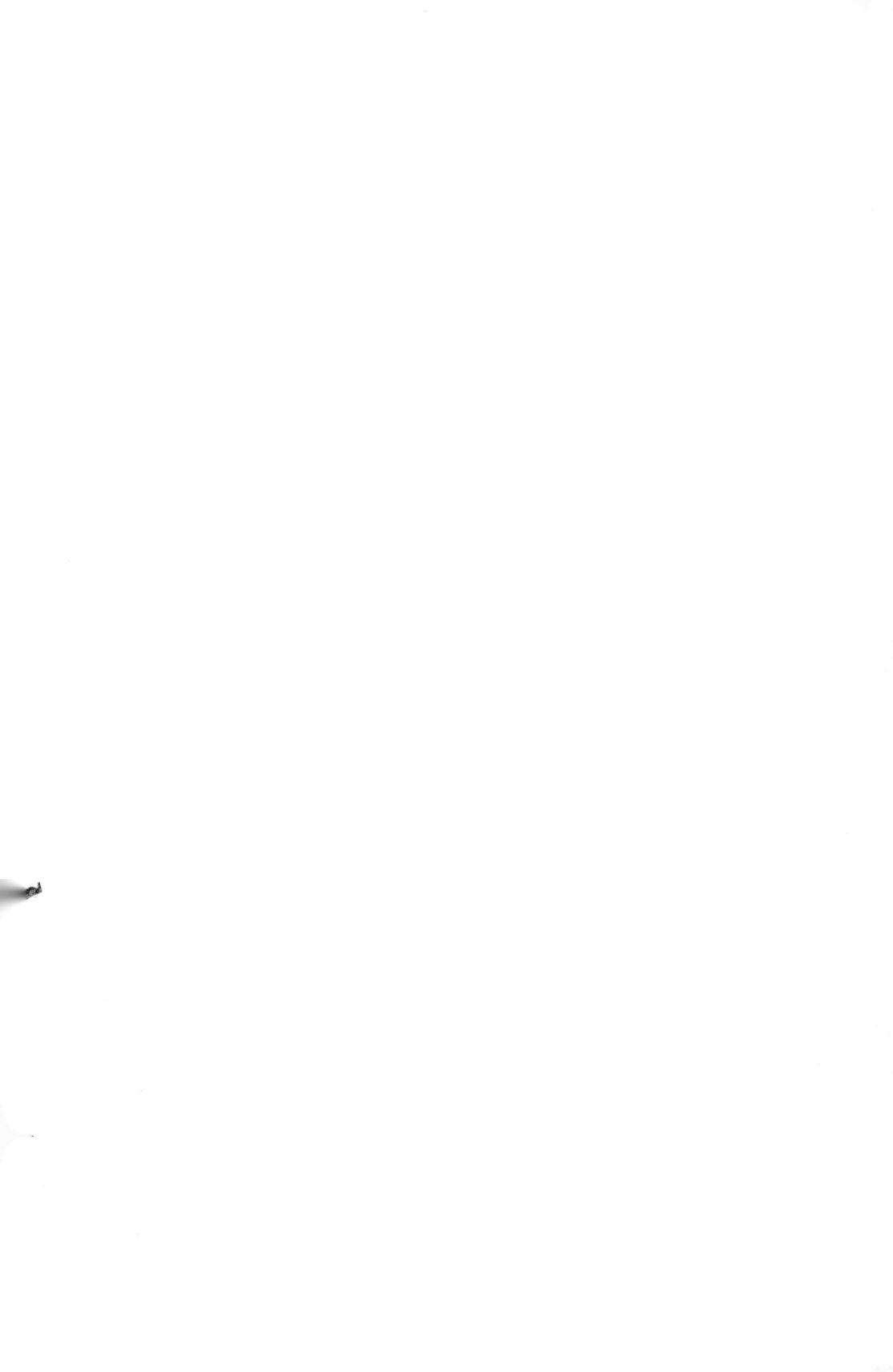

www.ingramcontent.com/pod-product-compliance
Lightning Source LLC
Chambersburg PA
CBHW050613210326
41521CB00008B/1228